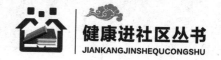

健康进社区丛书
JIANKANGJINSHEQUCONGSHU

冠心病

主　编　钱秋海　倪　青　杨传华

副主编　扈东兵　陈文辉　王春辉

编　者（按姓氏笔画排序）

　　　　王春辉　李永红　杨传华

　　　　张姗姗　陈文辉　姜　山

　　　　钱秋海　倪　青　扈东兵

军事医学科学出版社
·北　京·

图书在版编目（CIP）数据

冠心病／钱秋海，倪青，杨传华主编.
— 北京：军事医学科学出版社，2012.8
（健康进社区丛书）
ISBN 978-7-5163-0009-1

Ⅰ.①冠… Ⅱ.①钱… ②倪… ③杨… Ⅲ.①冠心病–防治 Ⅳ.①R541.4

中国版本图书馆CIP数据核字（2012）第197503号

策划编辑：孙　宇　于庆兰　　责任编辑：蔡美娇
出 版 人：孙　宇
出　　版：军事医学科学出版社
地　　址：北京市海淀区太平路27号
邮　　编：100850
联系电话：发行部：（010）66931049
　　　　　编辑部：（010）66931127，66931039，66931038
传　　真：（010）63801284
网　　址：http://www.mmsp.cn
印　　装：三河市双峰印刷装订有限公司
发　　行：新华书店

开　　本：710mm×1000mm　1/16
印　　张：9
字　　数：99千字
版　　次：2013年1月第1版
印　　次：2013年1月第1次
定　　价：18.00元

本社图书凡缺、损、倒、脱页者，本社发行部负责调换

前言

"冠心病"是冠状动脉粥样硬化性心脏病的简称，是指冠状动脉粥样硬化使血管腔狭窄或阻塞，和（或）因冠状动脉功能性改变（痉挛）导致心肌缺血缺氧或坏死而引起的心脏病。

说起冠心病，在老百姓当中的"知名度"还真不算小。因其发病率高，死亡率高，严重危害着人类身体健康，冠心病被称作是"人类的第一杀手"。该病多发生在40岁以后，且发病率随年龄的增长而增高，病情的严重程度也随年龄的增长而加重，心肌梗死的危险也越来越大。近年来，随着城市现代化的节奏加快，社会竞争和生存压力不断增大，冠心病还呈现出了年轻化的趋势。由此可见，打好防治冠心病的攻坚战对于大众健康具有何等重大的意义！

然而，疾病的主体是患者本身，求医问药固然重要，但是疾病的防治绝不仅仅是医师的事。患者对疾病的认识水平直接关系到治疗的效果和健康的维护情况。可以说，患者对冠心病多一份了解就多一份生存和康复的希望。如果平时注意养成良好的生活习惯，尽可能避免危险因素，有效预防，患病后及早发现并及时治疗，病情稳定和手术后做好保养和复健，每一个环节如果都能有患者自身良好的自我管理和支持配合，那么冠心病的防治效果无疑会得到极大的提高。有鉴于此，我们在查阅大量文献资料的基础上，结合临床经验编写了这本书，以期通过科普的形式将冠心病的防治知识传播给广大患者，使读者可以真正了解冠心病的有关知识，指导读者做好冠心病的预防、治疗和康复。

本书分为识病篇、知病篇、治病篇、养病篇、防病篇五个部分，其中"识病篇"集中介绍了冠心病的早期征兆、临床表现，以及与相似疾病的鉴别，旨在让患者早识疾病的征兆，减少误诊漏诊；"知病篇"简要介绍了冠心病的主要并发症和相关重要常识，旨在让患者在与冠心病的较量中做到"知己知彼，百战不殆"；"治病篇"介绍了冠心病的主要治疗方法，包括药物、介入、外科手术、中医药治疗及新技术应用等；"养病篇"是本书的重点，从饮食、运动、起居等多个方面综合介绍了冠心病日常调护和养生的内容；"防病篇"体现"未病先防，既病防变"的思想，对冠心病预防的相关知识和注意事项扼要进行了讲解。全书内容丰富，通俗易懂，娓娓道来，深入浅出，读过之后，您会惊喜地发现，有关冠心病的知识已在不经意间存留于脑海之中，化作战胜疾病的利器与养生延年的法宝！

本书在编写时得到许多同仁与学者无私的帮助和支持，并参考了许多期刊杂志和资料，在此谨致以真诚的谢意。由于编者水平有限，加之任务重，时间紧，书中错漏及不足之处在所难免，虽竭尽全力，仍觉汗颜，敬请同仁及广大读者提出宝贵意见。

编　者

2012年11月20日

目 录

第三章 治病篇

第四章　养病篇

第五章　防病篇

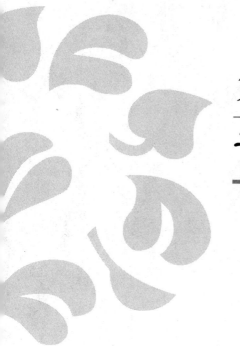

第一章

识病篇

1. 揭开冠心病的面纱

　　冠心病是冠状动脉硬化性心脏病的简称。心脏病的种类很多，冠心病是一种由冠状动脉粥样硬化引起的心脏病。那什么是冠状动脉硬化呢？下面我们一起来了解一下。正常的冠状动脉像一根新水管，内壁表面是光滑的，血液在管内畅通无阻地流淌。但是血液内有许多脂质，这些脂质容易沉积在血管壁上，并伴有平滑肌细胞和纤维组织增生，久而久之，血管内膜就逐渐增厚、隆起，进而形成黄色斑块，这些斑块可以发生坏死、软化、崩溃，与脂质混在一起外形就像糜粥，再加上钙质沉着，血管壁就会变硬，故称之为冠状动脉粥样硬化。由于冠状动脉自身血管结构和走向等原因，冠状动脉比人体其他血管更容易发生动脉硬化。

◈知识链接◈

冠状动脉：心的形状如一倒置的、前后略扁的圆锥体，如将其视为头部，则位于头顶部、几乎环绕心脏一周的冠状动脉恰似一顶王冠，这就是其名称由来。冠状动脉是供给心脏血液的动脉，起于主动脉根部，分左右两支，行于心脏表面。

粥样硬化斑块可以造成冠状动脉管腔狭窄、闭塞，血流量减少。而血液中携带的氧气和营养就是给心脏提供能量的"饭"，这样心脏每天不停地工作，需要大量的能量，需要吃很多的"饭"，如果往心脏运送饭的交通要道堵了，"饭"就不能顺利地运到心脏。心脏每天不停地劳作，却吃不上饱饭，这样它干起活来肯定缺乏能量啊！如果心脏缺乏能量到一定程度就不能正常工作了，于是心脏就得病啦！这种由于冠状动脉粥样硬化引起的心脏病就称为冠心病。

许多医师把冠心病喻为埋在人体里的"地雷"，这包含两方面的意思：①冠心病像地雷一样危险，不知患者什么时候会踩到这颗地雷，一旦踩到即发生急性心肌梗死或猝死，造成无法挽回的悲剧。②冠心病这颗"地雷"是可以排除的，随着现代治疗手段的发展，"排雷"技术越来越先进，比如经皮冠状动脉成形术、冠状动脉搭桥术和激光心肌血运重建术的应用，为我们排除冠心病这颗地雷提供了有力武器，解除了"地雷"对患者的威胁。

2. 会"变脸"的冠心病

冠心病的临床表现多种多样，就像川剧中的变脸，拥有多张不同的面孔，要想不被迷惑，有所防范，还真得做到心中有数。下面就让我们一起来看看冠心病是如何"变脸"的吧！

（1）**心绞痛型**：表现为胸骨后的压榨感，闷胀感，伴随明显的焦虑，持续3～5分钟，常发散到左侧臂部、肩部、下颌、咽喉部、背部，也可放射到右臂，有时可累及这些部位而不影响胸骨后区。用力、情绪激动、受寒、饱餐等增加心肌耗氧情况下发作的称为劳力性心绞痛，休息和含化硝酸甘油可缓解。有时候心绞痛不典型，可表现为气紧、晕厥、虚弱、嗳气，尤其是老年人。心绞痛型冠心病根据发作的频率和严重程度分为稳定型和不稳定型心绞痛。稳定型心绞痛指的是发作1个月以上的劳力性心绞痛，其发作部位、频率、严重程度、持续时间、诱使发作的劳力大小、缓解疼痛的硝酸甘油用量基本稳定。不稳定型心绞痛指的是原来的稳定型心绞痛发作频率，持续时间，严重程度增加，或者新发作的劳力性心绞痛（发生1个月以内），或静息时发作的心绞痛。不稳定型心绞痛是急性心肌梗死的前兆，所以一旦发现应立即到医院就诊。

知识链接

硝酸甘油： 即"硝化甘油"，直接松弛血管平滑肌，特别是小血管平滑肌，使全身血管扩张，外周阻力减少，静脉回流减少，减轻心脏前后负荷，降低心肌耗氧量、解除心肌缺氧。用于心绞痛急性发作，也用于急性左心衰竭。

（2）**心肌梗死型：** 梗死发生前1周左右常有前驱症状，如静息和轻微体力活动时发作的心绞痛，伴有明显的不适和疲惫。梗死时表现为持续性剧烈压迫感、闷塞感，甚至刀割样疼痛，位于胸骨后，常波及整个前胸，以左侧为重。部分患者可沿左臂尺侧向下放射，引起左侧腕部、手掌和手指麻刺感；部分患者可放射至上肢、肩部、颈部、下颌，以左侧为主要疼痛部位，与以前心绞痛部位一致，但持续更久，疼痛更重，休息和含化硝酸甘油不能缓解。有时候表现为上腹部疼痛，容易与腹部疾病混淆。伴有低热、烦躁不安、多汗和冷汗、恶心、呕吐、心悸、头晕、极度乏力、呼吸困难、濒死感，持续30分钟以上，常达数小时。发现这种情况应立即就诊。

（3）**无症状性心肌缺血型**：很多患者有广泛的冠状动脉阻塞却没有感到过心绞痛，甚至有些患者在心肌梗死时也没感到心绞痛。有一部分患者是在发生了心脏性猝死，或者常规体检时发现心肌梗死后才被发现；还有一部分患者是由于心电图有缺血表现，发生了心律失常，或因为运动试验阳性而做冠脉造影才被发现。这类患者发生心脏性猝死和心肌梗死的机会和有心绞痛的患者一样，所以应注意平时的心脏保健。

（4）**心力衰竭和心律失常型**：部分患者原有心绞痛发作，以后由于病变广泛，心肌广泛纤维化，心绞痛逐渐减少到消失，却出现心力衰竭的表现，如气急、水肿、乏力等，还有各种心律失常，表现为心悸。还有部分患者从来没有心绞痛，而直接表现为心力衰竭和心律失常。

（5）**猝死型**：指由于冠心病引起的不可预测的突然死亡，在急性症状出现以后6小时内发生心脏骤停所致。主要是由于缺血造成心肌细胞电生理活动异常，而发生严重心律失常导致。

3. 借你一双"慧眼"

近年来，随着现代科技的迅猛发展和医学科研工作者对冠心病的深入研究和探索，诊断冠心病的方法日臻完善，多种先进的辅助检查技术和方法让人们开始逐渐摆脱冠心病诊断过程中"雾里看花，水中望月"般的尴尬。现在就让我们一起来见识见识这一双双"慧眼"吧！

（1）**心电图**：心电图是冠心病诊断中最早、最常用和最基本的诊断方法。与其他诊断方法相比，心电图使用方便，易于普及，当患者病情变化时便可及时捕捉其变化情况，并能连续动态观察和进行各种负荷试验，以提高其诊断敏感性。无论是心绞痛或心肌梗死，都有其典型的心电图变化，特别是对心律失常的诊断更有其临床价值，当然也存在着一定的局限性。

（2）**心电图负荷试验**：主要包括运动负荷试验和药物试验（如潘生丁、异丙肾上腺素试验等）。心电图是临床观察心肌缺血最常用的简易方法。当心绞痛发作时，心电图可以记录到心肌缺血的异常表现。但许多冠心病患者尽管冠状动脉扩张的最大储备能力已经下降，通常静息状态下冠状动脉血流量仍可维持正常，无心肌缺血表现，心电图可以完全正常。为揭示减少或相对固定的血流量，可通过运动或其他方法，给心脏以负荷，诱发心肌缺血，进而证实心绞痛的存在。运动试验对于缺血性心律失常及心肌梗死后的心功能评价也是必不可少的。

（3）**动态心电图**：是一种可以长时间连续记录并编集分析心脏在活动和安静状态下心电图变化的方法。此技术于 1947 年由 Holter 首先运用于监测电活动的研究，所以又称为 Holter 监测。常规心电图只能记录静息状态短暂仅数十次心动周期的波形，而动态心电图于 24 小时内可连续记录多达 10 万次左右的心电信号，可提高对非持续性异位心律，尤其是对一过性心律失常及短暂的心肌缺血发作的检出率，因此扩大了心电图临床运用的范围，并且心电图出现异常表现的时间可与患者的活动与症状相对应。

（4）**核素心肌显像**：根据病史，心电图检查不能排除心绞痛时可做此项检查。核素心肌显像可以显示缺血区、明确缺血的部位和范围大小。结合运动试验再显像，则可提高检出率。

（5）**冠状动脉造影**：是目前冠心病诊断的"金标准"。可以明确冠状动脉有无狭窄、狭窄的部位、程度、范围等，并可据此指导进一步治疗所应采取的措施。同时，进行左心室造影可以对心功能进行评估。冠状动脉造影的主要指征为：①对内科治疗下心绞痛仍较重者，明确动脉病变情况以考虑旁路移植手术；②胸痛似心绞痛而不能确诊者。

（6）**超声和血管内超声**：心脏超声可以对心脏形态、室壁运动以及左心室功能进行检查，是目前最常用的检查手段之一。对室壁瘤、心腔内血栓、心脏破裂、乳头肌功能等有重要的诊断价值。血管内超声可以明确冠状动脉内的管壁形态及狭窄程度，是一项很有发展前景的新技术。

（7）**心肌酶学检查**：是急性心肌梗死的诊断和鉴别诊断的重要手段之一。临床上根据血清酶浓度的序列变化和特异性同工酶的升高等肯定性酶学改变便可明确诊断为急性心肌梗死。

（8）**心血池显像**：可用于观察心室壁收缩和舒张的动态影像，对于确定室壁运动及心功能有重要参考价值。

4. 早识征兆占先机

冠心病是中老年人的常见病和多发病，处于这个年龄阶段的人，在日常生活中，如果出现下列情况，要及时就医，尽早发现冠心病。

（1）劳累或精神紧张时出现胸骨后或心前区闷痛，或紧缩样疼痛，并向左肩、左上臂放射，持续 3～5 分钟，休息后可自行缓解者。

（2）体力活动时出现胸闷、心悸、气短，休息时自行缓解者。

（3）出现与运动有关的头痛、牙痛、腿痛等。

（4）饱餐、寒冷或看惊险影片时出现胸痛、心悸者。

（5）夜晚睡眠枕头低时，感到胸闷憋气，需要高枕卧位方感舒适者；熟睡，或白天平卧时突然胸痛、心悸、呼吸困难，需立即坐起或站立方能缓解者。

（6）性生活或用力排便时出现心慌、胸闷、气急或胸痛不适。

（7）听到噪声便引起心慌、胸闷者。

（8）反复出现脉搏不齐，不明原因心搏过速或过缓者。

为及早发现冠心病，40岁以上的人应定期做以下的检验：

如果检验结果不正常或有其他易患冠心病的危险因素，应该每5年做一次或更多次血胆固醇化验；每年做一次血压检查；每年做一次血糖检查。

若属于冠心病的高危人群，就要请医师查看是否需要接受心电图检查。若需要进一步的检查，医师会安排做一项运动试验以测出在踩固定脚车或踩运动平板机时的心电图。

冠状动脉造影检查是诊断冠心病最肯定的方法。

5. 最爱"声东击西"的心肌梗死

"五一"长假期间，好久没外出旅游的老郭准备在家人的陪伴下，到附近的风景区去游玩，临行的前一天他特意为自己和孙子购买了爱吃的炸鸡块。第二天的游玩是快乐的，时过中午，饥肠辘辘的老郭与孙子尽兴地品尝着美味的炸鸡块。进食之后不久老郭和孙子都自觉腹痛阵作，恶心欲吐，经短暂的休息之后，症状仍没有丝毫缓解的迹象，家人急急忙忙将两人送到了医院。经过医师仔细的询问及检查，诊断为食物中毒并进行了相应的治疗。考虑到老郭年龄大、症状重，细心的医师为他进行了心电图检查及化验，结果显示老郭曾经患过下壁心肌梗死。听到这个结果，老郭最初都不敢相信自己的耳朵，但经仔细的回忆之后，老郭才想起半年前的那次"胃痛"，也是发生在朋友相聚吃肉喝酒之后，自从那次"胃病"之后，老郭常有"胃痛"反复，不仅如此，其体力也大不如前，现在回想起来方才明白，都是心梗惹的祸。

虽然如此，老郭还是有点不明白：心肌梗死怎么会是腹痛？医师说，心脏病发作并非人人都有典型的胸痛，有些人就表现为与心脏看来毫不相干的症状，如腹痛、颈痛、下颌痛、肩膀痛，甚至还有下肢痛。这些现象都与神经反射有关，其中较多见的就是腹部疼痛和不适。这种超出人们想象的心脏病发作，常因其声东击西的现象而造成误诊。及早辨认的方法是有高血压、糖尿病、心脏病家族史者，若出现不寻常的严重消化道不适症状持续20～30分钟，应怀疑是心脏病发作。同时，注意腹痛的性质，若腹痛向颈部、下颌、左肩和左臂部放射，甚至出现昏厥、呼吸困难、恶心和出汗，就应该考虑到是严重的心脏病发作。此外，只要怀疑是心脏病发作，就应立即及时含服硝酸甘油类速效救心药，这样不仅可以进一步降低心脏损害和死亡的危险，且即使是对胃肠痉挛性疼痛也有缓解作用。在含服硝酸甘油类药物5分钟内若不见效，再连服两次，若20分钟内效果不明显，就应求助救护车送医院诊治。

✿ 6. 警惕隐形"杀手"

隐性冠心病是不易被人察觉的"杀手"。患者平时无症状，自己也不知道已患病。但当跑步、饮酒、过劳、激动、过度吸烟、严重失眠、突遭雨淋、长途旅行或性生活导致心脏停搏，或者在此基础上引起冠状动脉栓塞，造成大片心肌坏死，这种病症常能引起猝死。隐匿型冠心病是无临床症状，但客观检查有心肌缺血表现的冠心病，亦称无症状性冠心病。其心肌缺血的心电图表现可见于静息时，或在增加心脏负荷时才出现，常为动态心电图记录所发现，又被称为无症状性心肌缺血。此类患者临床最多见。心肌缺血而无症状的发生机制尚不清楚，可能与下列因素有关：①患者产生大量的内源性阿片类物质（内啡肽）使患者痛阈提高；②心肌缺血较轻或有较好的侧支循环；③糖尿病患者的无痛性心肌缺血和无痛性心肌梗死可能与自主神经疾病有关。由于无症状的患者可能突然转为心绞痛或心肌梗死，亦可能逐渐演变为心肌纤维化出现心脏增大，发生心力衰竭或心律失常，个别患者亦可能猝死。及时发现这类患者，可为他们提供及早治疗的机会。据国外报道，近年来隐性冠心病的发病率呈上升趋势。目前，美国约有 450 万人患有冠心病。有学者调查了挪威 3041 名 40～50 岁的办公室工作人员，发现隐性冠心病的发病率为 4%。中国华北地区在 3473 名中年人中，查出冠心病患者 233 例，其患病率为 6.17%，其中平时无症状者达 79.4%。这些人在安静时做心电图检查，有异常的现象不到 1/3。所以，在安静时心电图正常者并不一定没有冠心病，必要时应做诱发试验。正因为冠心病一般无症状，故多数人均未采取防范措施，甚至照样去干那些超出自己体力和精力的事情，这样就很容易出问题。近年来，随着对隐性冠心病病因学研究的深入，医学专家发现了一些可诱发隐性冠心病的危险信号，主要包括高血压、高血脂、糖尿病、吸烟、肥胖、缺少活动、情绪紧张和过分激动等。

防止隐性冠心病的发生要注意以下几点：

（1）严格控制体重，多动比少食更重要。

（2）要避免超负荷运转。人到中年，各种器官明显退化，应学会调节生活节奏，张弛相间，千万不能长期使体内的"发动机"总在全速运转。

（3）应定期检查身体。可以通过心电图检查，尤其是动态心电图已成为广泛有效而简单的诊断方法。日本某大公司对25岁以上的人员进行有关检查，发现将近1/3的人患有此病。定期检查对早期发现疾病是相当重要的。中年是丰收之年，若要防止隐性冠心病，就要力求做到动而不过，食而不腻，壮而不胖。

> **知识链接**
>
> **自主神经**：由脑和脊髓发出的内脏神经，主要分布在内脏，控制与调节内脏、血管、腺体等功能。因不受人意志支配，故称自主神经，也称植物神经。

7. 突现"傻像"，警惕心梗

有些老年人突然出现一些"傻像"，表现为一些莫名其妙的行为、动作或某些方面功能障碍。但又与老年性痴呆有所不同，其发生比较突然，而老年性痴呆患者发病有一个渐进过程，同时有智力减退。这种"傻像"的出现很可能是脑内某一细小血管堵了，也就是很可能发生易被忽视的轻度无瘫痪的梗死，由于其影响范围小，因而既不瘫也不哑，而是出现形形色色不同于正常人的现象。老年人如果出现以下现象，应及时请医师诊治。

吐舌头：以舌为中心的口腔异常运动，时不时地做出咀嚼动作，特别是经常将舌头吐出来。

部分失语：虽能正常讲话，但突然对家中常见的物品叫不出名字。

失用：虽然手脚的活动正常，却突然不会用筷子也端不起饭碗，或不会敬礼（称为主观失用）；也有时将裤子往头上套（穿衣失用）等。

失认：同一个人，站在右侧能认出是谁，而站在左侧就认不出来了（左半侧空间失认）；不知道自己的鼻子、眼睛、耳朵在哪里（身体部位失认）。

视力障碍：一侧视力突然丧失，但患者本人常不察觉，往往是家人偶然发现或医师检查时才发现。

眼球运动异常：在伴有眩晕的同时出现眼球震颤或运动异常。

除上述一些异常行为和功能障碍外，在家中可以通过以下简单方法检查，如发现阳性可证明梗死存在的可能。

（1）脚外旋：仰卧位，双腿伸直，趾尖向上，如一侧脚不自主向外旋转为阳性。

（2）手掌内旋：双臂水平位前伸，手心向上，如有一侧手掌向内旋转并随后上肢不自主地落下为阳性。

（3）下肢自然落下：仰卧位，双侧下肢上举，髋关节及膝关节均屈曲 90° 左右保持不动，如一侧下肢迅速落下即为阳性。

8. 糖尿病患者须警惕无痛心梗

冠心病发作的典型症状众所周知，是强烈的心前区疼痛，或胸骨后疼痛，疼痛具有压榨感、濒死感，但是这并不完全符合实际。近年来的医学证实，有相当多的冠心病患者在发生心肌梗死时，没有典型的胸骨后或心前区疼痛，而临床医师却注意到，无痛型的心肌梗死患者都存在喉部紧缩感，似乎有人扼住脖颈，喘不过气来。一些患者伴有胸闷、大汗淋漓，或用手触抓喉部以缓解呼吸困难。

这种无痛型的心肌梗死多发于糖尿病患者。据统计糖尿病患者发生急性心梗多于非糖尿病患者，男性约为1.5倍，女性约为3倍。更值得注意的是，由于糖尿病患者心脏自主神经病变，痛觉传入神经（迷走神经）损伤和去神经作用，使糖尿病患者发生心梗时往往无痛或疼痛轻微不典型。易误诊、漏诊而不能得到及时的治疗。常因糖尿病的其他并发症而检出，或因心源性休克、心力衰竭才发现，故病死率高。

所以糖尿病合并冠心病患者若突然发生喉部紧缩感，似乎有人扼住脖颈，喘憋、大汗淋漓等症状，要想到心肌梗死的可能。此时，可舌下含服硝酸甘油或消心痛（硝酸异山梨酯片）药片，如果用药后症状缓解，说明确实是心脏病发作，应及时请医师进行进一步的治疗。如果用药后症状没有改善，说明病情比较严重，或有其他异常，更应及时将患者送往医院抢救。

9. 出现"少白头"要防冠心病

经常从电视上看到些乌发的广告，这些广告不仅是针对白发苍苍的老人，年轻的少白头基于爱美之心也会千方百计的让自己的花白头发变成一头乌黑靓丽的秀发。可是，白头发不仅仅是影响了美观，更重要的是它还是您身体健康的信号灯！

最新医学研究发现，白发与冠心病有着相当密切的关系，是冠心病的一种易患因素。美国心脏学会的专家们分析了一组心肌梗死患者，发现其中24%的人在30岁以前就出现了白发。

有关资料表明，体内如缺乏微量元素铜和锌，即铜与锌的比例下降后，毛发就会出现黑色素生成障碍，这种情况的出现，也与冠心病的发生密切相关。

另外，白发影响美观，改善发色，让您的头发黑亮起来，可以尝试以下措施：

（1）注意饮食的调节，不能偏食，多吃杂粮、豆类、蔬菜水果等富含维生素的食物，以及含微量元素铜较多的虾、甲鱼、豆类、玉米、动物肝脏、柿子、西红柿、土豆、菠菜等和高蛋白食品，如花生、蛋类等。

（2）白发并不意味着未老先衰，不必为此忧心忡忡，应保持心境平和，豁达开朗，精神愉快，劳逸结合，避免精神刺激和精神紧张。

（3）积极治疗各种慢性疾病，消除黑色素颗粒形成的障碍。

（4）由于本病是冠心病的易患因素，所以应注意在生活中避免诱发冠心病的因素，如吸烟、肥胖和心理过度紧张等；日常生活应注意合理膳食，少食富含饱和脂肪酸和胆固醇的饮食，猪油、奶油、动物内脏等要尽量少吃。做菜时不可过咸，钠盐摄入过多可增加高血压的发生几率；重视体力活动，平时可参加爬山、跑步等体育锻炼，这样既可以防止身体发胖又可以强健体魄；养成良好的生活方式，起居有常，按时作息，不嗜烟酒。

> **知识链接**
>
> **饱和脂肪酸：**是含饱和键的脂肪酸。膳食中饱和脂肪酸多存在于动物脂肪及乳脂中。

10. 白天犯困可能是心脏病信号

有句俗语说"前三十年睡不醒，后三十年睡不着"。意思是，人在年轻时，总是觉得觉怎么睡都睡不够，而随着年龄的增长，到了中老年，睡眠时间明显缩短。但是也有一部分老年人"睡不醒"，他们不仅早晨起不早，白天也没有精神，整日昏昏欲睡。有些子女认为能吃能睡是健康的标志，为父母能睡觉感到高兴。但是医学研究表明，老年人睡不醒不一定是件好事，特别是在白天犯困者，其心脏病发病几率大增。

美国研究人员研究发现，白天爱犯困的老年人，特别是老年妇女，与白天精力充沛者相比，更容易患心脏病，而且心源性猝死的风险增高。研究者同时也指出，这并不意味着午睡对于老年人并不重要。

该研究对 6000 名 65 岁以上的老年人进行了调查，发现在白天容易犯困的女性比其他人患心脏病的风险性高出 66%，而男性患心脏病的可能性也要高出 35%。

那么，为什么老年人容易犯困和心脏病的发生有关系呢？

大脑是人体的"司令部"，人们所进行的任何活动都离不开大脑的指挥。由于脑细胞工作量大，因此它需要的氧气和营养物质也相对别的组织要多很多。大脑的重量虽然只占体重的 1/47，但它对葡萄糖、氧的需要量却占全身需氧量的 20%～30%。心脏要把它泵出血液的 1/5 供给脑组织，在紧张工作时对氧和营养物质的需要量更多。所以说，活跃的大脑新陈代谢要靠强有力的心脏功能来完成。

而心脏如果自身有了"病"，影响它向脑组织供血、供养的正常工作，脑组织氧供不足直接影响到大脑的功能状态，故心脏病患者常常昏昏欲睡，精力不济。

❀ 11. 手脚冰冷病原在"心"

手脚冰冷可不是女性的专利，长得高高壮壮的李先生，不分四季，四肢常是冰冷的。虽然手脚冰冷，李先生也未曾因此去看病，不过去年因为"心肌梗死"紧急送医，他才开始重视这个"冷冰冰"的问题。

游小姐也是长期手脚冰冷，她也是因为其他病症，而开始注意自己的四肢冷暖。

"手脚常常冰冷，不只是末梢神经循环不好。"中医师陈潮宗说，"当外在环境，例如气候急速改变，或是感冒等疾病流行时，这类人因为免疫力不好，常常就会跟着赶流行。""手脚冰冷不只是气血虚。"心脏内科医师任勖龙说，"心脏病、糖尿病患者，有时也会有手脚冰冷的症状。"

"如果肤色、肢体功能没有特殊变化，"任勖龙说，"手脚冰冷只是身体反应外界环境变化的现象，民众不必太紧张。大多数手脚冰冷对身体健康没有影响，但是常常如此，还是会有一些生活上的困扰。"

因为心肌梗死，李先生对于太激烈的运动还是没有信心尝试，但是又怕手脚冰冷所以他自己创造了快步走，每天早上用"比走路快、比跑步慢"的速度大步走路，走个 35 分钟，然后在走的同时，顺便甩甩手，持之以恒地走了一年下来，李先生说，他现在很健康。

运动之外，吃也有助于"暖和身体"。中医师陈潮宗就提供了一道简单易煮的羊肉粥，也可以改善"冰冷"，不过，吃这道粥时，不可以和有半夏或菖蒲成分的中药同时服用，而有感冒或是扁桃体发炎时，也必须忌口。"运动"加上"药膳调理"，明年冬天您的手脚就不冷得像冰一样了。

12. 女人更年期要静"心"

提到更年期，大家都知道是多事之秋，调查发现，进入更年期的妇女，有80%～90%的人可出现轻重不一的精神、神经症状，其中10%～15%的人另有关节和肌肉痛、骨质疏松症、老年性阴道炎、尿道症状以及心血管症状等。这些症状真假难辨，令人困惑。尤其是某些心血管症状如假性心绞痛，更使人惶惑不安，往往使病情陷入一种恶性循环之中。

更年期由于卵巢功能衰退，雌激素分泌量减少，可影响蛋白质和多种酶的合成并造成体液代谢障碍，使不同部位的血管发生痉挛。周围血管痉挛可致四肢蚁走感，手指及脚趾疼痛、阵发性发白，寒冷时更为明显。冠状血管痉挛则引起所谓的"假性心绞痛"。常在心前区紧迫感，整个胸部不适或心悸等类似心绞痛的症状。这些症状持续时间较长，且有转移性，与体力活动等因素无关，用硝酸甘油不能缓解，但使用性激素如炔诺酮、炔雌醇甲醚、雌二醇和乙烯异诺酮等治疗后，可在24～48小时内见效。同时要求患者劳逸结合，保持心情舒畅，多能收到满意效果。

值得一提的是，妇女更年期由于雌激素的减少而对蛋白质的代谢产生影响，使独立的抗动脉硬化的保护因子——高密度脂蛋白的生成减少，因而不能忽视更年期妇女真性心绞痛的发生。而且两者有时很难鉴别，心绞痛发作时可有心电图异常，典型者 S-T 段下降或 T 波倒置；但更年期"假性心绞痛"由于过度换气或交感神经张力过强，心电图也可有某些导联的 T 波低平、倒置。两者鉴别主要根据有无动脉硬化的血管改变而定。因此，更年期妇女尤其是肥胖和高血压者出现心血管症状时，应先到医院做全面检查，以免和真性心绞痛混淆。

13. "冤假错案"费思量

张大爷早在 1 年前就不明原因地出现心慌、气短、下肢水肿，在一家医院被诊断为冠心病。此后张大爷连走路都不敢走快，也不敢生气怕心脏出问题，而且冠心病的药物一日三餐不断。一年来，药吃了不少，但症状缓解并不明显。近日天气寒冷，张大爷觉得自己的"冠心病"正在加重，昨日更是觉得喘不上气、全身乏力。他连忙对家人说，自己可能是心脏病突发，要赶紧送到医院抢救。家人闻讯，惊慌失措地拨打急救电话，将他送入医院急诊科抢救。大夫为其检查发现，张大爷的心脏情况尚好，没有冠心病，但血常规显示有中重度贫血，心慌、气短等症状正是由此引起，只是张大爷的"心病"觉得自己病情严重，才加剧了上述反应。张大爷连连感谢医师，说自己确诊后不仅少吃冤枉药，还放下了沉重的心理包袱。

老年人贫血主要是由于骨髓造血功能衰退，红细胞生成素分泌减少，消化功能不良造成维生素 B_{12} 及铁的摄入减少等原因造成。老年人贫血发生较为缓慢、隐匿，常被其他疾病的症状所掩盖，因而老年人在出现心慌、气短、乏力等症状时，切不可滥服心血管类药物，必要时做血常规检查，排除贫血，以对症治疗早日康复。

心脑血管疾病在我国是第一大致死病因，而冠心病在中老年人中的发病率相当高。据统计，被当做冠心病长期接受治疗的患者约有一半是误诊！

这类"冤假错案"大量存在于许多地方医院，似是而非的症状，但凡年轻人便诊断为心肌炎，年老者就是冠心病。其实，他们中很大一部分人患的只是心脏神经官能症，或是像张大爷这样的老年性病变。一个人要是总以为自己有某种大病，这种主观概念无疑会给他的身心健康带来十分消极的影响。

诊断冠心病最有效的办法首先是仔细问诊，对于无法确诊或有怀疑的患者，可先行运动试验，若运动试验为阳性，应采用冠状动脉造影（简称冠造）。冠造是一种侵入性的检查，可以直观心脏血管狭窄的情况，所以可说是诊断冠心病的金标准。二级以上医院一般都可以进行这项检查，但一些卫生站、卫生所可能就不具备这种条件了。所以当您有类似冠心病的症状时应该去条件好的大医院好好检查，认真就治，以免误诊，不但浪费了时间金钱，还延误病情。

知识链接

冠状动脉造影：是诊断冠心病的一种有效方法。将导管经股动脉或其他周围动脉插入，送至升主动脉，然后探寻左或右冠状动脉口插入，注入造影剂，使冠状动脉显影。

14. "胆战心惊"，病不在"心"

王女士，56岁，大学教授。因1年前遇车祸劫后余生，近期又受到世界上多起恐怖袭击事件的刺激，最近上课屡次出现头晕、心慌、胸闷、惊恐等表现，她马上中断上课，不久症状消失。然而，她再进入教室，惊恐又会发作，以致不得不停止课堂教学。到后来在家看电视时出现恐怖镜头也发作，她只好不再看电视。这种对再次发作的恐惧及对"恐惧情境"的回避行为，严重影响了她的工作和学习，使其生活质量大大降低，而她多次去医院均被误诊为冠心病。

惊恐症，又称间歇发作性焦虑，其基本特征是反复发作的强烈恐惧，伴有多种身体症状，如心动过速、头晕、胸闷等，酷似心绞痛。惊恐发作大多从青年期开始，但也可发生于儿童和老年期，女性约为男性的两倍。最初的惊恐发作可能有一定的诱因，如工作负担过重、亲人离家或朋友病故，也可因手术、分娩、交通意外、自然和人为的灾难，以及过多饮用咖啡、浓茶或使用兴奋剂后发生。50%～60% 的患者由于发作时有惊恐感，自觉呼吸的空气不足，常导致过度换气、肢麻、出冷汗、手抖、站立不稳，少数患者有上腹不适或腹内空虚感觉，很多患者出现对死亡的恐惧。每次发作持续时间短者仅数分钟，长者可达数小时，因而患惊恐症的人十分痛苦。

目前，许多人不理解这种心理疾患，医师和患者通常也会把惊恐发作时的身体症状误认为严重的躯体疾病，如把心慌、胸闷、出汗误认为"心脏病发作"，将头痛、眩晕、肢体麻木等理解为"中风"。他们反复到心脏科、神经科或急诊科检查治疗，而忽略了心理疾病的本质，甚至有长期误诊、误治的危险。只有正确认识这种疾病对生活质量的影响，才能引起人们的重视，并采取正确的对策。近年来，心理治疗和药物治疗的进步，为促进惊恐症的好转提供了新的手段和希望。其中部分心理治疗方法，患者也可以用来"自助"，以减轻病痛，尽早康复。

15. 酷似冠心病的"X综合征"

X 综合征是一种具有典型劳力性心绞痛发作、运动试验阳性而冠状动脉造影检查正常的微心血管疾病。近年来，随着中国介入心脏病学的开展和普及，该病的诊断也日渐增多。目前，有关 X 综合征的发病机制尚未完全清楚，多数学者认为可能与心脏小冠状动脉病变及冠状动脉储备能力降低有关，部分学者也认为与胰岛素抵抗有关，故又将其命名为微血管性心绞痛。X 综合征的临床症状酷似心绞痛，疲劳后出现心前区压榨样绞痛，因此极易误诊。资料表明，在未经冠状动脉造影检查而诊断为冠心病的患者中，有 15% ~ 45% 的患者其实是 X 综合征。由于 X 综合征的病理基础是小冠状动脉病变和冠状动脉储备能力降低，而不像冠心病那样存在冠状动脉粥样硬化，因此病情预后一般较好，不会发生心肌梗死、心源性猝死等严重不良后果。少数学者认为这类患者如不及时治疗，日后可能演变成冠心病。

《知识链接》

胰岛素抵抗：指胰岛素执行其正常生物作用的效应不足，表现为外周组织尤其是肌肉、脂肪组织对葡萄糖的利用障碍。

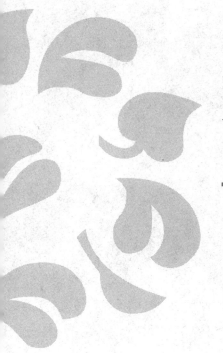

第二章

知病篇

1. 心肌梗死知多少

心肌梗死是指在冠状动脉粥样硬化病变的基础上，由于冠状动脉的急性堵塞而血流突然中断，使相应的心肌出现严重而持久地急性缺血，最终导致心肌的缺血性坏死。发生急性心肌梗死的患者，在临床上常有持久的胸骨（位于前胸正中）后剧烈疼痛、发热、白细胞计数增高、血清心肌酶升高以及心电图反映心肌急性损伤、缺血和坏死的一系列特征性演变，并可出现心律失常、休克或心力衰竭，这些属冠心病的严重类型。冠状动脉急性堵塞的原因，多数是在粥样硬化斑块或在此基础上血栓形成，造成血管管腔堵塞所致。

急性心肌梗死典型的临床表现有：

（1）疼痛： 当急性心肌梗死发生时，最先出现的症状是突发的胸骨后或心前区（心脏在体表的投影，大约为胸口与左侧乳房之间一拳大小）剧痛，多无明显诱因，疼痛程度较重，持续时间较长，多在半小时以上，可达数小时或数天，休息或舌下含化硝酸甘油多不能缓解。患者常伴烦躁不安、大汗、恐惧或有濒死感。

（2）胃肠道症状： 疼痛剧烈时常伴频繁的恶心、呕吐和上腹胀痛，肠胀气也较多见，重症者可发生呃逆。

（3）**全身症状**：一般在疼痛发生后24～48小时出现发热、心动过速、白细胞增高和红细胞沉降率增快等，体温一般在38℃左右，很少超过39℃，持续时间约1周。

（4）**心律失常**：在发病的1～2周内，尤其在24小时内，75%～95%的患者出现各种心律失常，以室性心律失常最多见，房室传导阻滞和束支传导阻滞也较多见。可伴有乏力、头晕、晕厥等症状。

◆知◆识◆链◆接◆

室性心律失常是指起源于心室的心律失常，常见的心律失常包括室性早搏（室早）、室性心动过速（室速）、心室颤动（室颤）等。

房室传导阻滞是指冲动在房室传导过程中受到阻滞。分为不完全性和完全性两类。前者包括一度和二度房室传导阻滞，后者又称三度房室传导阻滞，阻滞部位可在心房、房室结、希氏束及双束支。

（5）**低血压和休克**：疼痛时常出现血压下降，但未必是休克。如疼痛缓解而收缩压仍低于80毫米汞柱，并有烦躁不安、面色苍白、皮肤湿冷、脉细而快、大汗淋漓、尿少（每小时少于20毫升）、反应迟钝，甚至晕厥者则为休克表现。多发生于起病后数小时至1周内。

（6）**心力衰竭**：主要为急性左心室衰竭，发生率为32%～48%，表现为呼吸困难、咳嗽、发绀、烦躁，重者可发生肺水肿、咯粉红色泡沫痰等，随后可出现右心衰表现。而右心室梗死者一开始即为右心衰竭表现，伴血压下降。

◆知◆识◆链◆接◆

发绀是指皮肤和黏膜呈青紫颜色，常以口唇、舌、口腔黏膜、鼻尖、颊部、耳垂和指（趾）末端最为明显。主要原因是缺氧或其他原因引起的血红蛋白异常。

急性心肌梗死并非都有典型的临床表现，部分患者症状表现多样，需临床医师仔细鉴别。常见的不典型症状有：

（1）无疼痛症状或疼痛不剧烈，因此未引起重视，常延误病情。约25%的患者无疼痛症状，这多发生于老年患者、糖尿病及高血压患者。原因之一是由于老年患者感觉迟钝，另一部分则是由于被其他严重症状所掩盖。

（2）疼痛部位不典型。如部分患者疼痛位于上腹部，易误诊为胃穿孔等急腹症。还有少部分患者表现为颈部、下颌部、背部疼痛甚至表现为牙痛、咽喉痛等。

（3）部分患者一发病即表现为急性心力衰竭或休克，而无胸痛等心肌梗死常见临床症状，极易误诊或漏诊。

因此，临床上对不明原因的疼痛要提高警惕，对突发的严重病情要排除急性心肌梗死的可能。

2. 精疲力竭的心脏——心力衰竭

心力衰竭是各种心脏疾病导致心功能不全的一种综合征，绝大多数情况下是指心肌收缩力下降使心排血量不能满足机体代谢的需要，器官、组织血液灌注不足，同时出现肺循环和（或）体循环淤血的表现。少数情况下心肌收缩力尚可使心排血量维持正常，但由于异常增高的左心室充盈压，使肺静脉回流受阻，而导致肺循环淤血。这种情况常见于冠心病和高血压心脏病心功能不全的早期或原发性肥厚型心肌病，称之为舒张期心力衰竭。心力衰竭时通常伴有肺循环和（或）体循环的被动性充血故又称之为充血性心力衰竭。

《知识链接》

肺循环：从右心室射出的静脉血入肺动脉，经过肺动脉在肺内的各级分支，流至肺泡周围的毛细血管网，在此进行气体交换，使静脉血变成含氧丰富的动脉血，经肺内各级肺静脉属支，再经肺静脉注入左心房。血液沿上述路径的循环称为肺循环或小循环。肺循环路程短，只通过肺，主要功能是完成气体交换。

体循环：由左心室射出的动脉血入主动脉，又经动脉各级分支，流向全身各器官的毛细血管。血液在毛细血管内，经过毛细血管壁，借助组织液与组织细胞进行物质和气体交换。经过交换后，使动脉血变成了静脉血，再经过小静脉、中静脉，最后经过上、下腔静脉流回右心房。血液沿着上述路径的循环称为体循环或大循环。体循环路程长，流经范围广泛，以动脉血滋养全身各部，又将其代谢产物经静脉运回心脏。

常见的诱发心力衰竭的原因有：①感染；②心律失常，心房颤动是器质性心脏病最常见的心律失常之一，也是诱发心力衰竭最重要的因素，其他各种类型的快速性心律失常以及严重的缓慢性心律失常均可诱发心力衰竭；③血容量增加；④过度体力劳累或情绪激动；⑤治疗不当；⑥原有心脏病变加重或并发其他疾病，如冠心病发生心肌梗死等。

心力衰竭的主要临床表现是"充血"，其次是周围组织灌注不足。临床上习惯于按心力衰竭开始发生于哪一侧和充血主要表现的部位，将心力衰竭分为左侧心力衰竭、右侧心力衰竭和全心衰竭。心力衰竭开始发生在左侧心脏和以肺充血为主的称为左侧心力衰竭；始发生在右侧心脏并以肝、肾等器官和周围静脉淤血为主的，称为右侧心力衰竭。两者同时存在的称为全心衰竭。以左侧心力衰竭开始的情况较多见，大多经过一定时期发展为肺动脉高压而引起右侧心力衰竭。单独的右侧心力衰竭较少见。

与冠心病有关的急性广泛前壁心肌梗死、乳头肌梗死断裂、室间隔破裂穿孔等容易造成急性心力衰竭，临床上表现为：突发严重呼吸困难，呼吸频率常达每分钟 30～40 次，强迫坐位、面色灰白、发绀、大汗、烦躁，同时频繁咳嗽，咯粉红色泡沫状痰。极重者可因脑缺氧而致意识模糊。发病开始可有一过性血压升高，病情如不缓解，血压可持续下降直至休克。

慢性左心衰最主要的症状是呼吸困难。包括：

（1）劳力性呼吸困难： 开始仅在剧烈活动或体力劳动后出现呼吸急促，如登楼梯、上坡或平地快走等活动时出现气急。随肺充血程度的加重，可逐渐发展到更轻的活动或体力劳动后，甚至休息时也发生呼吸困难。

（2）端坐呼吸： 一种由于平卧时极度呼吸困难而必须采取的高枕、半卧或坐位以解除或减轻呼吸困难的状态。程度较轻的，高枕或半卧位时即无呼吸困难；严重的必须端坐；最严重的即使端坐床边，两腿下垂，上身向前，双手紧握床边，仍不能缓解严重的呼吸困难。

（3）阵发性夜间呼吸困难：又称为心源性哮喘，是左心室衰竭早期的典型表现。呼吸困难可连续数夜，每夜发作或间断发作。典型发作多发生在夜间熟睡 1 ~ 2 小时后，患者因气闷、气急而惊醒，被迫坐起，可伴阵咳、哮鸣性呼吸音或泡沫样痰。发作较轻的采取坐位后十余分钟至 1 小时左右呼吸困难自动消退，患者又能平卧人睡，次日白天可无异常感觉。严重的可持续发作，阵阵咳嗽，咯粉红色泡沫样痰，甚至发展成为急性肺水肿。由于早期呼吸困难多在夜间发作，开始常能自动消退，白天症状可不明显，因而并不引起患者注意。即使就医，也常因缺少心力衰竭的阳性体征而被忽视。发作时伴阵咳或哮鸣的可被误诊为支气管炎或哮喘。另外还有倦怠、乏力、运动耐量下降等症状。严重心力衰竭可以出现陈 - 施呼吸（Cheyne-Stokes respiration），表现为呼吸有节律地由暂停逐渐增快、加深，再逐渐减慢、变浅，直到再停，0.5 ~ 1 分钟后呼吸再起，如此周而复始。脑缺氧严重的患者还可伴有嗜睡、烦躁、意识错乱等精神症状。

3. 心脏闹罢工——心脏性猝死

2005 年 7 月 2 日 23 时 9 分以扮演毛泽东闻名的特型演员古月，因突发大面积心肌梗死抢救无效死亡。据了解古月生前没有心脏病症状，这种突然发生的死亡即为猝死，猝死是冠心病的表现形式之一。猝死者经尸检发现多有严重的多支冠状动脉病变及局灶性心肌纤维化。这些死者生前多未诉说过有明显的胸部不适症状，其家人也不相信他们患有冠心病，但证据提示他们患的是无症状性心肌缺血。这些患者虽有心肌缺血的客观证据（如心电图典型的缺血性 ST-T 段改变、核医学或超声心动图检查所示的灌注缺损及室壁运动异常），但不伴随各种类型心绞痛的症状，它是冠心病的一种特殊类型，亦有人称之为隐匿型冠状动脉粥样硬化性心脏病，由于无明显的临床症状而常被患者忽视，以致发生急性心肌梗死、猝死等心脏急症，影响冠心病患者的预后。

现代医学认为，这种病的发病特点与下列因素有关：

（1）左心室功能状况： 在无症状患者中，多支血管病变的发生率比有疼痛症状者为少，有显著 ST 段改变者少，症状发作持续时间短，左室功能减退较轻。

（2）心绞痛警报系统缺损： 有广泛心肌梗死或弥漫性冠脉疾病、糖尿病的老年患者，可因心脏神经末梢受损或对致痛物质的敏感性降低而痛感缺失。

（3）痛阈增高： 无症状心肌缺血患者疼痛阈值高，对疼痛较能耐受。完全无症状的患者可能在体检中被偶然发现暂时性心肌缺血，或在生前未查到心肌缺血证据，而于死后检查发现有严重冠状动脉病变及局灶性纤维化，才明确其生前有心肌缺血的存在。所谓无症状，一般是指无典型心绞痛表现，如患者有发作性劳累、心悸与呼吸困难，或发作性夜间呼吸困难，或有剑突下疼痛而一直按"胃痛"治疗无效，或不明原因下颌痛、肩臂痛，劳累后出现明显的频发室早，而静止心电图发现有 ST 段缺血改变，或有不明原因的昏厥史等。对这类患者应注意有无高血压、高血脂、嗜烟、糖尿病及家族中有无猝死者等，以警惕本病的可能。目前一般以心电图运动试验和动态心电图为常用筛选方法。

4. 高血脂不等于冠心病

在临床上，患者化验表明血清总胆固醇、三酰甘油、高密度脂蛋白胆固醇及低密度脂蛋白胆固醇异常时，往往被轻率地扣上"冠心病"的帽子。这是误把高血脂当做冠心病等动脉粥样硬化性疾病的诊断标准。在银川召开的第七届全国脂蛋白学术会议上，有关专家强调，血清总胆固醇既不特异也不灵敏，其他血脂异常同样只是冠心病的危险因素而非诊断指标。

据了解，冠心病等动脉粥样硬化性疾病是一种多因素疾病，高血脂只是其主要危险因素之一。尽管高血脂者发生冠心病的机会较多，但我国多数冠心病患者血清总胆固醇接近平均水平，而且其他疾病也可能引起胆固醇升高。事实上，在冠心病诊断标准中也未将其列入，而其他血脂指标同样是用作冠心病风险程度的评估，而不是诊断指标。

有关专家指出，在临床上，无论医师和患者都习惯于把生化检验项目（如血脂）的检测等当做诊断指标看待。这就导致了两个误区：一是有不少临床研究论文，在评价一项新的血脂指标时，由于其平均值在冠心病与对照组之间有统计学上的差异，就轻率地认为这项指标可以用作冠心病诊断；二是有些群众受某些不科学宣传的误导，过分计较血脂的变动，错误地把高血脂与冠心病发病等同起来。因此，有必要纠正这种认识上的偏差，避免把危险因素当做诊断指标，从而使血脂检验分析得到合理应用，恰如其分地评价其应用价值。

5. 给自己的心功能评评级

为了对患者的心绞痛严重程度做出评价，以方便医师和患者制订更为合理的治疗、护理方案，1972年，加拿大心血管学会对劳累性心绞痛制定了分级标准，该分级标准是依据诱发心绞痛的体力活动能力而定，较适合临床运用。目前，该标准已广泛运用于临床，其分级标准的具体内容如下：

Ⅰ级：一般日常活动不引起心绞痛，快速、用力及长时间的体力活动可引起心绞痛发作。

Ⅱ级：日常体力活动稍受限制，在饭后、情绪激动时受限制更是明显。

Ⅲ级：日常体力活动明显受限，在一般速度、一般条件下平地步行1千米或上一层楼即可引起心绞痛发作。

Ⅳ级：轻微活动即可引起心绞痛，甚至休息时也可有心绞痛发作。

一般来说，稳定型劳累性心绞痛的发作程度常与缺血相关，与血管的阻塞程度相平行。心绞痛Ⅰ级的患者，其冠状动脉循环储备力相对较高，因此常表现为典型稳定劳累性心绞痛，而诱发发作的运动量相对固定、重复性好。心绞痛Ⅱ级的患者，若生活节奏掌握得好，也可将心绞痛控制在可预测的范围。而心绞痛Ⅲ级的患者，心绞痛阈值的波动范围较大，有时心绞痛可发生在平时能很好耐受的劳力水平以下，但无休息时发作。这些患者经充分的药物治疗，其病情仍可保持相对稳定。心绞痛Ⅳ级的患者，其冠状动脉的储备能力已明显下降，心绞痛阈值已无明显波动的余地。此类患者病情很不稳定，休息、平卧时也常常发生心绞痛，随时有发生急性心肌梗死的可能，故多归于恶化劳累性心绞痛。掌握心绞痛的分级标准，对于了解病情的轻重、指导临床治疗和判断心绞痛的预后有着重要的指导意义。

第三章
治病篇

1. 得了冠心病是否需终身服药

冠心病是心脏冠状动脉粥样硬化，是老年血管的表现，一般是不可逆的，需要终身服药。

当患者进行了各种检查，尤其是进行了冠状动脉造影之后，确诊为"冠心病"，面临的下一个关键问题自然是如何进行治疗。目前，随着科学的不断发展，冠心病的治疗策略和治疗方法也在不断改进。这种改进的依据不是凭空想象出来的，而是根据国际上许多大型前瞻性的研究结果和大样本群体治疗效果的分析得出来的，是科学的结果。从而为目前冠心病的治疗方案提供了可靠的依据。

目前冠心病的治疗根据病情的不同，有多种方法可供选择，主要有：

（1）药物治疗：即通常所说的保守治疗或内科治疗。

（2）介入治疗：包括冠状动脉球囊（通常说的 PTCA）和支架植入术。

（3）手术治疗：包括冠状动脉搭桥手术及心肌梗死并发症的手术。此外还有心肌激光打孔手术、干细胞移植术和基因治疗等。对缺血性心肌病的终末期患者，还可以进行心脏移植。面对这样复杂的情况，患者往往无所适从，不知道如何选择适合自己的治疗方法。下面根据目前国际上通用的标准，给患者提供一个治疗选择的简略概括。

（1）冠状动脉左主干病变，三支病变或累及左前降支近段的双支病变，都属于高危病变。这种情况下，搭桥手术与药物治疗和介入治疗相比，能更好地提高患者生存率，因而成为治疗的首选方法。另外，临床结果的分析表明，合并糖尿病的冠心病患者进行搭桥手术效果明显优于介入治疗和药物治疗。

（2）对于心功能良好而冠状动脉粥样硬化病变较局限的患者，药物治疗、介入治疗和搭桥手术治疗对提高生存率的效果相仿，所以患者有较大的选择余地。不过研究结果表明，搭桥术后的患者再次进行再血管化（搭桥手术和支架治疗）的几率明显较低。术后服用抗心绞痛药物及再住院的次数也相对较少。

（3）不稳定型心绞痛患者往往处在血流动力学、心电图的不稳定状态，心肌梗死的发生率明显高于稳定型心绞痛患者。因此早期进行冠状动脉造影和再血管化是非常重要的。冠状动脉球囊、扩张支架置入和溶栓治疗越来越多的应用于急性心肌梗死患者。急性心肌梗死后的早期进行冠状动脉搭桥手术有利于保护患者的心功能，并能做到更完全的再血管化，甚至心源性患者也不是搭桥手术的禁忌证。

以上知识简略地谈了冠心病治疗选择的问题。当然，要进行更准确的评估，选择适当的治疗方法，准确地评价、比较药物治疗、介入治疗和手术治疗哪一种更适合患者病情，还是要请有经验的专家提出治疗方案。

2. 冠心病急救药盒DIY

冠心病患者病情加重常突然发生，或表现为心绞痛，或为心律失常，有时甚至是发生心肌梗死，如果在发病时能及时用药，常可争取时间，为进一步治疗奠定基础。但冠心病患者在发病时往往是身边无家人，或家又离医院很远，缓不济急，这时如果患者身边自带一个保健盒则再好不过了。一般的保健盒，常为方便患者设有装药的小铝盒，患者可根据自己的病情，在医师的指导下将常用的急救药品装入盒内，以备不时之需。常用的急救药品有硝酸甘油（速效）、硝酸异山梨酯（消心痛）、阿司匹林、速效救心丸、地西泮（安定）等几种药品。通常选用3～5种药品装在保健盒的小铝盒或其他合适的药瓶中，平时携带在身上，晚睡前放在床边，用时随手可取。那么，在什么情况下，如何应用这些药物呢？如果突然心绞痛发作，要立刻卧床休息，同时马上舌下含服速效硝酸甘油1～2片或速效救心丸5～10粒，一般用药后2～3分钟就可缓解。药效可维持20～30分钟，可重复用药2～3次。如心绞痛发作时，伴有精神紧张或烦躁不安，或伴有心动过速，可同时服用地西泮（安定）片1～2片有助于解除焦虑，对缓解心绞痛大有好处。如近期反复发生心绞痛，除临时服用速效硝酸甘油或速效救心丸外，应该尽快到医院征询医师的意见，以便根据病情及时调整治疗方案。

3. 舌下含药文章多

凡是被诊断为冠心病的患者，医师都会不厌其烦地告知患者，在病情反复时可立即舌下含服消心痛片或速效救心丸等扩张冠状动脉的药物，以迅速控制心绞痛或防止急性心肌梗死的发生。但日常生活中时常见到有些患者用药后，效果却不明显，这是为什么呢？影响药效的原因主要是部分患者或未将药片咬碎或仅将药片仅含在口腔中，有些人甚至将药片只放在舌面上，殊不知，舌表面有舌苔和角化层，是很难吸收药物的，这就有背于舌下含服药物以达到快速吸收、尽快发挥作用的初衷。正确的舌下含药法是将药片咬碎后置于舌的下方，因为舌下面丰富的血管及血液循环，有助于快速吸收药物。当口腔内干燥时，可少许饮水，以湿润口腔，利于药物溶解，便于药物吸收。因此，心绞痛发作时，要采取舌下含药而不是舌面上含药或口腔含药。

此外冠心病患者舌下含服的药物除能扩张心脏冠状动脉外，同时也能扩张身体周围的动、静脉。因此患者在采用舌下含药时，最宜采取半卧位。因为半卧位时，不仅可使回心血量减少，有助于减轻心脏负荷，降低心脏耗氧量，从而缓解心绞痛。还可避免患者因舌下含药后血管扩张，血压降低，导致脑血管供血不足而发生摔倒等意外事件的发生。

4. 心绞痛发作莫着慌

谈到对疾病的治疗，大家往往只想到的是如何应用药物，而对一般的治疗措施却视而不见。心绞痛发作时的治疗切不可小看一般的治疗手段。心绞痛病情发作时，首先应该立即停止一切活动，就地休息。切不可紧张慌乱，此时保持镇静非常重要，如有条件应立即吸氧，同时立即舌下含服硝酸甘油片 1 ～ 2 片或速效救心丸 5 ～ 10 粒，一般 1 ～ 3 分钟起效，4 ～ 5 分可达高峰。特别需要提示的是舌下含服，因为口服此类药物后，因存在首次口服"首过效应"，生物利用度极低，< 10%，因此内服无效。平素口服大剂量硝酸甘油缓释剂，具有预防心绞痛的作用，是由于肝内药物代谢酶被大剂量硝酸甘油饱和，部分药物可逃脱肝脏代谢，进入体循环而发挥其药理作用。对于正在应用硝酸甘油制剂的患者发生心绞痛，应加大硝酸甘油制剂的用量，对于长期应用硝酸甘油制剂的患者，因可产生药物依赖性，切不可突然停药，一旦停药，可产生反跳性冠状动脉痉挛，引起撤药综合征，甚则可发生急性心肌梗死或猝死。应用硝酸甘油常见的不良反应有搏动性头痛、皮肤潮红、心悸、体位性低血压、皮炎等。为避免低血压引起的晕厥，应坐位或卧位用药，不宜突然站立。另外还需注意由于硝酸甘油对光敏感，平时宜放在棕褐色瓶内，避光保存，以备急用，且不宜久存，以免过期失效，导致临用无效，酿成祸端。

5. 心绞痛不能痛时再治

　　心绞痛是冠心病的一种常见症状。其典型表现为短时间的（一过性）心前区疼痛，一般持续数秒至几分钟便消失，也就是说心绞痛是间断、短暂发作的疾病。间断时间短则数天、数周、数月，长则数年才发作一次。因此，许多人常常认为不疼痛便好了，从而掉以轻心。心绞痛发作之后并不是冠心病真的缓解消除，或没有危险了，实际上不及时诊治常常会导致延误治疗时机、增加治疗难度和降低疗效，甚至威胁生命。

心绞痛的原因是冠状动脉（供给心脏氧气和营养物质的血管）狭窄使心脏的供血相对或绝对减少。狭窄是由于冠状动脉壁内形成了以胆固醇为主的粥样硬化斑块阻塞了血管腔，或同时有痉挛（过分的血管收缩）而造成的，相对供血不足常指心脏活动量明显增加，如心率加快、收缩力增强等，心脏需氧量就会增加，使实际供血量显得不足。绝对供血不足常指冠状动脉狭窄已达到相当严重的程度，当生活中遇到某些诱因，如睡眠中做噩梦、情绪波动、气候变化、文娱活动等，都可导致心绞痛突然发作。

无论哪种供血不足均会突然造成心肌细胞缺血，导致严重的心律失常而猝死，也可因缺血过久而出现急性心肌梗死。也就是说，每一次或仅发作一次短暂的心绞痛，都说明冠状动脉已出现病变。有些患者平时完全没有任何症状，既往也无心绞痛发作史，但第一次发病时病情就很严重；有些患者的病变并不重，但却也可因发生心绞痛而致死。由此可见，只要发作过一次心绞痛，就应当立即接受心内科医师的诊治，并接受随访与冠心病防治，以防发生猝死或急性心肌梗死。

因此，心绞痛"经常痛时再治"的想法是十分错误的想法，千万不能等到心绞痛反复发作后才诊治，那样常常为时已晚。须知，心绞痛的诊治是越早越好。

6. 心脏报警别挪窝

一般情况下，当家里有人生病了，我们会以最快的速度将其送到医院，以便最快地接受治疗。但是，如果家人发生了心肌梗死，那就另当别论了。杨老爷子在家中突发心肌梗死，其子女非常紧张，片刻也不敢迟疑，立即抬着他往医院送，在去医院的途中杨老爷子脸色越来越紫，呼吸越来越急促，未等送到医院就去世了，事后医师这分析是由于搬运不当引发猝死，家人后悔莫及。

医师告诉杨老爷子的家人，当发现患者可能发生心肌梗死等意外时，不应该急于送患者去医院。应该呼叫 120 急救车，同时给患者口服速效救心丸等急救药，等待救护车的到来。千万不能给患者挪窝，应该让患者在床上或就地躺下。

那么我不抬着患者去医院，我打车把患者送往医院行不行呢？

也不行。为什么呢？因为急救车不仅运输速度快，而且配备了经过严格特殊训练的救护人员。救护人员到达现场后，可以迅速判断患者的病情，做出初步诊断，还会对患者进行测量血压和心电图等检查。一旦明确为急性心肌梗死，立即会给予相应的紧急处理，如吸氧、口含硝酸甘油等，并对心脏采取监测，待病情平稳后，即妥善安排患者去医院。路途中，医护人员会通过对话，通知有关医院进行救治准备。另外，若病情发生变化，还可马上进行抢救治疗。由此可保证患者的人身安全。同时，医护人员还熟悉哪些医院擅长救治急性心梗，可以帮助患者选择就近医院，有利于得到最佳的诊治。所以，对于高度可疑急性心梗的患者，一定要通过急救车护送，因为随时都需要对患者进行抢救，而且是分秒必争。

如果家中有氧气的话，可以给予吸氧，在往医院运送途中不可撤掉氧气。一方面给氧可减轻患者焦虑、紧张情绪，另外，给氧可减轻呼吸困难、胸痛、发绀等缺氧症状，以减轻心梗的并发症。具有心理和医疗两方面的作用。

因此，有冠心病病史和心肌梗死病史的患者及亲属要牢记：心脏报警别挪窝，床上地上就地躺，体位不变要休息，有条件者要吸氧。

7. 冠心病稳定期就不用服药了吗

一旦患上冠心病，即使装了支架或搭了桥，也不能认为冠心病已治好，只能说将冠状动脉狭窄或堵塞的部位开通了。这类患者临床上称为"高危"患者，若伴有高血压、糖尿病和血脂明显异常，则称为"极高危"患者，其含义是再发生冠脉事件（急性心肌梗死、不稳定型心绞痛、冠脉猝死）的机会很高。因此，冠心病患者即使处在稳定期，在注意生活习惯的同时，也应坚持服用药物，起预防和治疗的双重作用。针对这种情况下的用药，国内外均有许多严谨的科研成果证实其确有疗效，还有不少的治疗指南提供了各种药物的用法用量等，因而广大患者应在医师的指导下坚持服用。通常需要服用的药物有 4 类。

（1）抗血小板药物：可预防血液凝固堵塞血管。

阿司匹林：此药价廉而疗效肯定，一般每日口服 100 毫克 / 片。其不良反应主要是出血和胃刺激，少数人有过敏。若有明显不良反应，则应更换氯吡格雷。

氯吡格雷（波立维）：作用比阿司匹林强，高危患者和装过支架的患者，应与阿司匹林合用。装药物涂层支架的患者应用的时间要更长一些，可达一年到两年，以防止支架内再形成血栓。

（2）**阻滞剂**：可降低心率、保护心脏。

最好用脂溶性佳和主要阻滞 β_1 受体者，如美多心安（倍他乐克），分短效和长效两种。还有比索洛尔（康可、博苏）及卡维洛尔（达利全、络德）。此类药物的作用是降低心率和降压、保护心脏、防止心律失常。只要无禁忌证和明显不良反应，应坚持长期应用。

（3）**调脂药**：调理血脂预防动脉粥样硬化。

亦称降脂药，主要是他汀类，其作用是降低低密度脂蛋白（LDL）和略增加高密度脂蛋白（HDL）。前者是引起动脉粥样硬化和斑块不稳定的"坏"血脂，后者有防止动脉粥样硬化的作用，所以又称为"好"血脂。此类药物在常用剂量时，均非常安全。常用的有普伐他汀（普拉固）、辛伐他汀（舒降之）、阿托伐他汀（立普妥），主要不良反应是可能发生肌肉病变等，若出现此情况应及时去看医师。

（4）**血管紧张素转换酶抑制剂**：可降低心血管疾病的危险性。

此类药简称 ACEI，除可降低心血管疾病的危险性和血压外，还对防治糖尿病有益。常用的有蒙诺、瑞泰、雅施达等。其主要不良反应是干咳。若有干咳，可换用血管紧张素 II 受体阻滞剂（ARB），此类药有科素亚、代文、美卡素等。但妊娠、血压过低和肾功能明显受损者不宜应用。

以上四类药物各自作用不同，均应坚持服用。如果还有心绞痛、高血压和糖尿病则应根据情况加用相关药物。总之，既然已经患上冠心病，就应正确对待，心情放松，采取健康的生活方式，根据具体情况坚持锻炼，延年益寿完全是可能的。

8. 心律失常须对症用药

心律失常是冠心病十分常见的并发症，临床表现和类型多种多样，如何才能有效的治疗心律失常，做到有的放矢呢？抗心律失常的药物有以下几个种类：

第一类抗心律失常药物又称膜抑制剂。有膜稳定作用，能阻滞钠通道。抑制0相去极化速率，并延缓复极过程。又根据其作用特点分为三组。Ia组对0相去极化与复极过程抑制均强；Ib组对0相去极化及复极的抑制作用均弱；Ic组明显抑制0相去极化，对复极的抑制作用较弱。

◎知识链接◎

钠通道：膜上存在的允许少量的Na^+顺其电化学梯度进入细胞的通道。

第二类抗心律失常药物即 β 肾上腺素受体阻滞剂，其间接作用为 β - 受体阻断作用，而直接作用系细胞膜效应。具有与第一类药物相似的作用机制。这类药物有：心得安（普萘洛尔）、氨酰心安（阿替洛尔）、美多心安（美托洛尔）、心得平（氧烯洛尔）、心得舒（阿普洛尔）、心得静（吲哚洛尔）等。

第三类抗心律失常药物是指延长动作电位间期药物，可能系通过肾上腺素能效应而起作用。具有延长动作电位间期和有效不应期的作用。其药物有：溴苄铵、胺碘酮。

第四类抗心律失常药物是钙通道阻滞剂。主要通过阻断钙离子内流而对慢反应心肌电活动超抑制作用。其药物有：异搏定（维拉帕米）、硫氮䓝酮、心可定等。

第五类抗心律失常药物即洋地黄类药物，其抗心律失常作用主要是通过兴奋迷走神经而起作用的。其代表药物有毛花苷C（西地兰）、毒毛旋花子苷K、地高辛等。

抗心律失常药物应根据其作用特点及心律失常原因而选择使用。

（1）窦性心动过速，常为生理现象，一般不需服用抗心律失常药物治疗。如果因自主神经功能失调、交感神经功能亢进或甲亢所引起的，可用β受体阻滞剂心得安等治疗。

（2）过早搏动可分为房性、结性和室性。其病因有功能性与器质性两种。后者多见于冠心病、风湿性心脏病、心力衰竭、心肌炎、洋地黄中毒等。室上性心律失常（包括房性、结性），分别选用异搏定、心得安、双异丙吡胺、奎尼丁、茚满丙二胺、胺碘酮等。室性心律失常，分别选用利多卡因、普鲁卡因酰胺、心得安、苯妥英钠、慢心律、双异丙吡胺、室安卡因、英卡因、劳卡因、茚满丙二胺、胺碘酮等。多源性室性早搏，宜用苯妥因钠、利多卡因、慢心律等。

（3）慢性心律失常：包括严重窦性心动过缓、窦性停搏、窦房阻滞、高度房室传导阻滞，可反复出现昏厥，甚至引发阿－斯综合征，可使用阿托品、654-2、异丙肾上腺素等。若药物治疗无效，则需安装临时心脏起搏器。

╔═══ 知识链接 ═══

阿－斯综合征（Adams—Stokes综合征）即心源性脑缺血综合征，是指突然发作的严重的、致命性的缓慢性和快速性心律失常，引起心排出量在短时间内锐减，产生严重脑缺血、意识丧失和晕厥等症状。

（4）心房颤动心房率350～700次／分，心室率超过100次／分，应给予洋地黄制剂，尽管不能中止颤动，也可减少心室率，无效时改用奎尼丁或普鲁卡因酰胺等。心房扑动心房率250～380次／分，治疗方法与心房颤动相同。

（5）室上性快速心律失常：①有旁道（包括显性或隐性旁道）参与的折返性心动过速，包括预激综合征（WPW）合并房颤、房扑。在紧急处理时忌用西地兰、异搏定，应首选心律平、普鲁卡因胺、胺碘酮，无效者立即电击转复心律。②无旁道参与的折返性心动过速，在紧急处理时应选择心律平、异博定、胺碘酮、丙吡胺、西地兰等。室性快速心律失常者，应用利多卡因、奎尼丁、苯妥英钠、普鲁卡因酰胺等。

《知识链接》

预激综合征（WPW）：预激是一种房室传导的异常现象，冲动经附加通道下传，提早兴奋心室的一部分或全部，引起部分心室肌提前激动。有预激现象者称为预激综合征（pre-excitation syndrome），亦即WPW（Wolf-Parkinson-White）综合征。

（6）一般除器质性心脏病所致心律失常外，对其他原因所致者，通过消除诱发因素和病因治疗即可控制。对非器质性室性早搏，如无明显症状，一般也无需用抗心律失常药治疗。

（7）几乎所有抗心律失常药均可致心律失常，而且抗心律失常药作用越强，其致心律失常作用越大。因此，同时伴有房室传导阻滞的患者应慎用或禁用。

（8）抗心律失常药物的疗效，可因缺氧、缺钾、缺镁、休克、心力衰竭、甲亢、心肌损害程度而不同，不可随意加大用药剂量。因为抗心律失常药除胺碘酮外，安全范围均较小。用药期间应密切注意血压、心率和心律，特别是在采用静滴时，应进行心电图监测。

9. 用药时间学问大

冠心病患者在服药时间上要根据药物的特性，口服药一般是一日1～3次，多数人习惯在饭后吃。但常有一部分人是在清晨发病，即在起床后稍有活动（如穿衣、刷牙、洗脸及上厕所等）就会发作，如在服药前发作，即使增加服药量也难以奏效。因此，必须改变服药时间，即尽量将药提早服，在醒来第一件事安排服药（但肠溶阿司匹林因对胃有刺激性除外），甚至提早到凌晨起夜时就服药，服药后再休息一下会儿再起床刷牙、洗脸、吃饭、活动。早晨外出时也应先服药，因为清晨是冠心病最容易发作的时刻，尤其是严重的心绞痛和心肌梗死等。

冠心病的流行病学调查资料表明，心肌缺血和致命性心律失常引起的心脏病的发生率和猝死率，以上午6～12时最高，尤其是睡醒后头3个小时心脏最容易"闹事"。专家们称这段时间为冠心病发病的"清晨峰"，可运用这一生物节律，灵活掌握用药时间。每天服用1～2次能缓解发作症状的药物，最好在清晨和午睡前服用。心脏活动的节律也为心脏病患者选择锻炼时间提供了科学依据。即使在日常生活状态下，上午6～12时心脏仍易出现缺血损伤和心律失常。

10. 老年人应用洋地黄须谨慎

老年人心衰的基本治疗原则与一般心脏病患者相似，即注意足够休息，保持安静，吸氧，适当限钠，应用强心、利尿和扩血管剂。近年来的进展是 β–受体阻滞剂和血管紧张素转换酶抑制剂（ACEI）的应用，它们已被作为治疗心衰的主要药物。对于洋地黄在老年患者中的应用，专家们认为：洋地黄不能提高心衰患者的生存率，但它能改善临床症状，提高生活质量，仍然可作为治疗心衰的基本药物，只是在使用过程中必须做到科学合理，以下几点应予以了解和重视。

（1）剂量宜小：老年人由于肾小球滤过功能降低，致使洋地黄经肾脏的清除率降低，半衰期延长，因此，应用剂量要比常规量小，且需结合肾功能状态调整剂量。如果肾功能基本接近正常，首次给予饱和量的1/2 ~ 2/3，以后给予最小剂量维持。如地高辛首剂为 0.5 毫克，第 2 日起每日给予 0.125 毫克，需 1 周左右达负荷量。

（2）及时停药：目前多数专家不主张对老年心衰患者长期使用洋地黄维持治疗，心衰纠正后就需减量并停药。当然，洋地黄的使用也要注意个体化问题。临床上有部分患者确需长期用药，对此，应选择安全性及耐受性良好的地高辛，用法每日 0.125 毫克，并根据条件做好血清地高辛浓度测定。

（3）联合用药：近年来十分强调联合用药治疗心衰，主要是洋地黄与利尿剂及某种 ACEI 或 β–受体阻滞剂联用。联合用药可促进心衰症状改善，减少洋地黄用量及时间，并有利于停用洋地黄药物后不至于引起心衰症状复发。

（4）**注意禁忌证**：洋地黄用于舒张功能不全性心衰时弊多利少。这是由于舒张功能不全性心衰常无心肌收缩力的明显减弱，洋地黄是正性肌力作用药物，难以对舒张功能不全性心衰发挥作用。相反，洋地黄的增强心肌收缩作用反而使心肌舒张功能障碍进一步加重，并由于增加心肌耗氧和耗能，加重心肌缺血。因此，舒张功能不全性心衰患者要避免应用洋地黄，尤其是肥厚性心肌病更要慎用。

（5）**预防中毒反应**：老年人对洋地黄的耐受性差，使得治疗量更加接近中毒量，较年轻患者更易发生中毒反应，为此，在应用洋地黄时要提高警惕。目前认为，肾功能减退、心肌钾和镁的耗竭等，可增加心肌对洋地黄的敏感性。由于老年人饮食中含钾量低，机体时常处于低钾状态，加上排钾利尿剂的应用，加重低钾状态，同时也促进镁的丢失，更易引起洋地黄中毒。一旦出现中毒反应，应立即停药并补钾，一般主张口服补钾，静脉补钾则应严格掌握指征。

❀ 11. "剑有双刃"的硝苯地平

硝苯地平具有良好的抗高血压、抗心绞痛、抗心律失常作用，应用广泛。但在临床应用中，可引起或诱发严重心脑血管不良反应，国内、外均有报道，其发生机制目前尚不十分清楚。有人认为，该药使血压骤降，特别是老年人、长期高血压患者，全身动脉硬化严重，脑血流自体调节功能不良，对降低血压的耐受性差，降压过快、过度，在脑动脉硬化基础上发生血流动力学紊乱，脑灌注不良，导致脑缺血、缺血性脑卒中或使脑卒中恶化。同样，血压骤降，也将影响心脏灌注，诱发心肌缺血或使原有缺血加重，严重时可致急性心肌梗死或泵衰竭。特别是首次应用，或剂量偏大或与其他降压药物联合应用时，容易出现不良反应。也有人认为，硝苯地平可反射性地刺激交感神经和肾素－血管紧张素系统，使心率加快、儿茶酚胺物质增多，增加心肌耗氧，诱发或加重心肌缺血，甚至诱发急性心肌梗死。

知识链接

儿茶酚胺：是一种含有儿茶酚和胺基的神经类物质。通常，儿茶酚胺是指去甲肾上腺素（NAd）、肾上腺素（Ad）和多巴胺（DA）。

预防其不良反应应该做到以下几点：

（1）短效钙拮抗剂不宜作为抗高血压的首选药物，尤其是老年人、长期高血压的患者，宜从小剂量开始服药，避免降压过快、过度，最好选用缓释长效制剂。

（2）应用时必须注意个体差异，其方法也是从小剂量开始服用。

（3）除冠状动脉痉挛性心绞痛，如变异性心绞痛外，其他心绞痛，应慎用钙拮抗剂。

（4）发生急性心肌梗死时，特别是老年患者，应禁用或暂时不用钙拮抗剂治疗。

12. 华法林应用小贴士

华法林是冠心病患者抗凝治疗的常用药物，如果应用这种药物治疗，有以下一些注意事项有必要提醒您注意：

（1）当发生血栓、呕血、鲜血或柏油样大便、牙龈出血、痰中带血、紫癜、胸痛、骨盆痛、头痛、眩晕、轻微创伤后长时间出血或肝炎的任何症状（尿色变深，皮肤瘙痒，黄疸），大便颜色变浅为陶土色，应立即停药并与医师联系。

（2）每天同一时间服药，没有医师的许可不应改变药物的剂量和品牌，如漏服了一次药需尽快补上，但不应为了弥补而加大剂量。

（3）服药期间没有医师的许可不要擅自服用其他药物，包括阿司匹林和感冒药，这些药物会干扰华法林的作用。

（4）流感疫苗使抗凝的效果增加，在接种疫苗1个月内要检查是否有出血现象。

（5）发热、气候热、营养不良、腹泻可以使凝血时间延长引起出血。

（6）保持平衡、相对固定的膳食和好的饮食习惯，并牢记少吃高脂饮食和富含维生素K的食物，如卷心菜、菜花、芦笋、莴苣、绿萝卜、鱼肉、动物肝脏等。

（7）避免酗酒：饮酒可以加速华法林的代谢和缩短出血时间。

（8）尽可能避免创伤和出血。使用柔软的牙刷，使用电剃须刀刮胡子，栽培花草时要戴手套，在参加运动前与医师一起检查身体状况是否适宜运动。

（9）戒烟或尽量少抽烟，吸烟可以加快该药的代谢，需要调整药量。

（10）华法林可以引起流产、死胎、胎儿畸形，如患者正在怀孕或准备怀孕须告知医师。

（11）患者就诊时请告诉医师，自己正在服华法林，随身携带医疗证明，表明自己正在接受华法林治疗。

13. 不容小觑的阿司匹林

未来50年心血管疾病将成为发达国家和发展中国家所面临的全球性问题。遏制心血管疾病高发最根本的措施在于预防，世界卫生组织指出简单有效的预防方法包括联合应用阿司匹林，可以控制50%的致死率或致残率。

阿司匹林自问世以来，一直作为止痛药被广泛使用。随着阿司匹林抑制血小板集聚的作用机制，以及血小板集聚是动脉粥样硬化血栓形成中的关键因素被发现以后，近5～10年来随着研究的不断深入，人们又发现阿司匹林具有抗动脉粥样硬化的作用。关于阿司匹林的最佳剂量问题，相关研究显示，75～100毫克/日是高危患者长期预防严重心血管事件的最佳剂量，在急性心肌梗死、不稳定型心绞痛急性发作期，应给予150～300毫克的负荷剂量，以产生快速而完全的抗血小板凝聚作用。在此基础上进一步增加剂量，血小板聚集并无明显减少，而不良反应却明显增多。

阿司匹林剂型的选择应以肠溶片为佳，肠溶片顾名思义它在胃中不溶解，仅在小肠中缓慢溶解而被吸收，从而减少不良反应的发生。但长期服用阿司匹林出现胃肠道不良反应时，建议同时合用质子泵抑制剂。

14. 辨证论治的中医"心术"

辨证论治是中医学治疗疾病的特点，也是中医学自身的优势。冠心病的主要病变是营养心脏之正经及支别脉络发生淤滞，致使气血循行不通时产生胸痛、憋闷等症。而营养心脏之正经及支别脉络发生淤滞的病理变化及其发展过程，又与脏腑功能失调及经脉气血阴阳失调有直接关系。因而在临床表现方面，除有心脉淤滞而发生胸膺疼痛或胸闷、憋气这一几乎共有的症状外，还有脏腑功能失调或气血阴阳失调的多种症状。根据前面所述的辨证分型方法进行辨证分型，主要常见证型有：胸阳不振，心脉淤滞证；心气阴虚，心脉淤滞证；心气阳虚，心脉淤滞证；阴虚阳亢，心脉淤滞证；气滞血淤，心脉淤滞证；脾阳虚，心脉淤滞证；胃气上逆，心脉淤滞证；心脾两虚，心脉淤滞证；肝郁气滞，心脉淤滞证等。

目前，国内中医界对于冠心病的辨证分型无统一的方法，大体上有以下几类：

（1）阴阳辨证分型法：有阳虚、阴虚、阴阳两虚。

（2）脏腑阴阳辨证分型法：分心肾阴虚、心肾阳虚、心肾阴阳两虚等。

（3）痛期分型法：分有痛期、无痛期等。

（4）标本分型法：标证：有气滞血淤、寒痰血淤，热痰血淤等。本证：有阳气虚弱，阴血不足，心肝肾阴虚，阴虚阳亢等。

上述辨证分型法，虽各不相同，但却是临床实践经验的总结，各有千秋，可作参考。笔者认为，辨证分型方法，应以证的基本内容要求进行证型的分类。辨证证型的基本内容应包括：病因、病位、病机、病性等，这是构成每一个证型不可缺少的内容。这样的证型就是辨证诊断的依据。如果辨证的证型不能包括以上四项基本内容，作为诊断依据就有欠缺，就不足以据证立法，治疗就不能有的放矢，当然这种方法是不足取的。

❁ 15. 中药何以显神通

与西药相比，中医药治疗冠心病具有如下 4 大优势：①毒副作用相对较少，适合于长期应用；②一种药物可作用于冠心病的多个病理环节；③改善患者伴随的症状，如气短、乏力、精神抑郁和性功能减退等较为明显；④一些防治冠心病的中药有效成分已显示出良好的应用前景，临床和实验研究证明，中药治疗冠心病具有扩张冠状动脉、改善心肌缺血、抑制血小板凝聚、提高患者运动能力和生命质量等作用。

冠心病在临床上颇为常见，且病情危重，祖国医学文献中有"真心痛，手足青至节，且发夕死，夕发旦死"的记载。本病证属本虚标实，气阴两虚为本，气滞血瘀为标，主要病理机制为"不通则痛"。因此，气虚血瘀，阻滞经络是发病的关键。治宜益气活血通络。黄芪、太子参补心气，气行则血行；三七活血化瘀止痛；薤白宣痹通阳化湿浊，散瘀结；川芎、丹参、泽兰活血散结，通利血脉止痛；红花为通窍活血之要药，又具辛散温通之功，用量略大，以助川芎活血化瘀，并有改善红细胞聚集性、血沉和血栓参数的作用。据现代药理研究，三七对降低心肌耗氧量，调节心肌代谢及改善心功能有益，薤白有钙通道阻滞作用，丹参、泽兰有扩张冠状动脉，降低血液黏度的作用。总之，很多中药具有扩张冠状动脉，降低血液黏度，加快红细胞的流速，改善外周循环，达到活血散瘀，通脉养心的功能。同时还能减轻心肌损伤及心肌的缺血，能够调节和维持心肌氧代谢和能量的供需平衡，使缺血与缺氧的心肌得到改善与保护。故中药治疗冠心病疗效显著，安全可靠，从临床治疗结果亦证实，益气活血通络是治疗冠心病较为理想的治疗方法。

16. 千年瑰宝换新颜

中药是中华民族传承千年的瑰宝，但中药需煎煮，服用不方便，传统剂型的中成药给人的印象同样也是"傻、大、黑、粗"，很难让人接受。所以中药成为一块未被雕琢的"和氏璧"，不被患者认可。

近年来，随着科学技术的进步，中药复方研究开发技术不断创新。新近开发上市的中药制剂，无论剂型还是外观形象都大为改善。

复方丹参滴丸是治疗冠心病的小复方中药制剂的"代表作"，仅由丹参、三七、冰片组成。但是，您可不要小瞧它，它的作用十分强大。仅丹参一味，就能明显降低冠心病患者血清中脂质过氧化物浓度，提高过氧化物歧化酶活性，清除自由基，同时还具有抗缺血、缺氧、保护心肌细胞功能的作用，还能抗组织纤维化，抑制动脉粥样硬化发展，防治心肌缺血－再灌注损伤。三七的作用同样很广泛，其含有的皂苷类成分，有类似人参样的强壮作用，具有提高机体应激能力、抗疲劳等作用。三七与丹参均有抑制血栓形成和抑制血小板聚集、降低血黏度等作用。冰片的芳香通窍作用对缓解心绞痛也起着极为重要的作用。

知识链接

缺血－再灌注损伤：缺血－再灌注损伤是指人和动物缺血后再灌注，不仅没使组织器官功能恢复，反而使缺血所致功能代谢障碍和结构破坏进一步加重的现象。

以这三种"多方位"的中药组成的复方丹参滴丸，不仅能在紧急情况下含服，缓解心绞痛，而且能改善血液黏度、抗心肌缺血，还调整血脂，使低密度脂蛋白即"坏"的血脂成分降低，高密度脂蛋白即"好"的血脂成分升高，从而有一定抑制动脉粥样硬化斑块形成的作用。

另外比较复杂的大复方血府逐瘀胶囊，也有提高心肌对缺血耐受能力，也有保护血管内皮功能，并能提高心肌的血液供应量，发挥抗心肌缺血的作用，还能降低血黏度。它含有丹参、当归、川芎、枳实、牛膝、柴胡等近10味药物，常被用于防治冠心病介入性治疗后再狭窄，弥补了西药治疗在这方面的缺憾。

17. 什么样的冠心病患者需要手术治疗

冠心病的治疗方法主要包括药物治疗、介入治疗和外科手术治疗。冠状动脉搭桥术作为冠心病的主要外科手术治疗方式之一，其安全性和效果是肯定的，手术成功率在98%以上，手术不仅可以缓解心绞痛、减少心肌梗死、心律失常和猝死事件的发生，而且可以提高患者的生活质量和活动能力。国内、外大量的病例研究证明下列冠心病患者的外科手术治疗效果优于其他疗法，宜尽早接受手术。

（1）严重心绞痛，特别是不稳定型心绞痛。

（2）左冠状动脉主干狭窄50%以上。

（3）包括左前降支在内的两支以上的冠状动脉狭窄50%以上。

（4）介入治疗失败、介入治疗后再狭窄或介入治疗出现严重并发症。

（5）心肌梗死后室壁瘤形成，特别是室壁瘤直径超过5厘米，伴有心绞痛、顽固性室性心律失常、栓塞、心功能不全者。

（6）心肌梗死造成的室间隔穿孔。

（7）心肌缺血引起的中度以上二尖瓣关闭不全。

《知识链接》

室壁瘤：冠心病患者发生心肌梗死后此部分心肌坏死而失去弹性，愈合后变成没有收缩力的、薄弱的纤维瘢痕区，这一区域受心室内血液压力的影响逐渐膨出，形成瘤样膨出。

🌀 18. 为心脏搭建生命之桥

虽然目前介入治疗发展迅速，但在一些情况下，如冠状动脉多支、左主干血管病变，尤其是合并糖尿病等时，仍需进行冠脉搭桥手术。冠状动脉搭桥术就是在冠状动脉狭窄的近端和远端之间建立一条通道，使血液绕过狭窄部位而到达远端，犹如一座桥梁使公路跨过山壑江河畅通无阻一样。不过所用的材料不是钢筋水泥，而是患者自身的血管。具体方法就是从患者其他部位取一条血管，将其移植在冠状动脉狭窄的部位，移植的血管就像一座"桥"一样架在主动脉和冠状动脉之间，血从主动脉通过所搭的"桥"输送到阻塞的冠状动脉远端，使心肌缺血得到改善。通常选用的血管是静脉，一般从下肢取得，也可能是动脉，从胸壁内侧获得。冠脉搭桥术可以重新建立良好的血液供应，根据病情有时需要建立一支或多支"桥"，以全面改善心肌缺血的情况。 从下肢截取静脉通常不会产生任何问题，因为静脉的功能可以被其他静脉所代替。传统手术通常在全身麻醉、体外循环、心脏停止搏动的情况下进行，一般需 2 ～ 3 小时。20 世纪 90 年代以来，微创心脏外科有了飞速发展，如今，有些冠脉搭桥术可采用侧胸小切口、不用体外循环、在心脏搏动下进行，缺点是手术野暴露较差，且仅限于冠脉前降支的手术。另外，还有胸腔镜辅助下冠状动脉搭桥术，胸腔镜的介入为手术提供了更宽阔的视野，但缺点是手术价格昂贵。

需要特别提醒的是：无论是介入治疗还是搭桥术，只是解决了局部病变的问题，要干预整体的动脉粥样硬化过程，防止其他血管发生病变，仍需其他治疗措施的配合，包括改善生活方式和药物治疗，所以冠心病应坚持长期门诊随访。

冠脉搭桥术按是否需要体外循环辅助分为心脏停搏下搭桥和心脏不停搏下搭桥两种方法。停搏（或室颤）下搭桥是过去常用的方法，特别适用于同时需要心内操作的病变，如室间隔穿孔、二尖瓣关闭不全、左心室室壁瘤合并血栓等情况。这种术式的特点是手术血管显露清楚，手术操作相对容易，但体外循环带来的并发症也相对较多，住院时间较长，住院费用也较高。非体外循环（心脏搏动下）搭桥对于无需心内操作的患者，尤其是心功能较差的患者尤为适宜，其优点是心肌保护较好，无体外循环并发症，但技术条件要求较高，目前只有少数医学中心开展此项技术。

冠脉搭桥手术对于心绞痛，特别是不稳定型心绞痛患者，以及经系统药物治疗无效的冠心病患者均适用。还适用于冠脉造影提示有左主干或多支病变，或有左主干的高位前降支和高位回旋支狭窄；主要冠脉局限性狭窄，管径狭窄达 50% 以上，狭窄远端通畅，且直径大于 1.5 毫米者。对于经皮穿刺冠状动脉腔内成形术失败或术后发生再狭窄者；冠状动脉腔内成形术时穿破冠状动脉导致出血，或斑块剥脱堵塞远端血管管腔，或急性心肌梗死溶栓术后动脉仍有明显狭窄者，均应采用冠脉搭桥术。对于有心绞痛症状的心肌桥、冠脉起源异常和冠状动脉瘘患者也适合采用冠脉搭桥术治疗。

19. 解密冠心病的介入治疗

冠心病的介入治疗一般是指经皮冠状动脉成形术（percutaneous transluminal coronary angioplasty，PTCA）。PTCA 比心外科开胸做冠脉搭桥手术简便且痛苦小，是当今治疗冠心病的主要技术之一。我国亦已开展多年，目前，全国一些有名望的大医院心血管内科都能开展这些工作。PTCA 采用股动脉途径或桡动脉途径，将指引导管送至待扩张的冠状动脉口，再将相应大小的球囊沿导引钢丝送至欲扩张的病变处，根据病变的性质以不同的压力进行扩张（一般在 4 ~ 10 个大气压），扩张的时间为 30 ~ 120 秒，可重复多次直到造影结果满意或辅以其他治疗措施。

PTCA 的适应证应从患者的症状（有无心绞痛，可诱发的心肌缺血及心肌缺血引起的心功能减退），拟扩张血管病变的部位、形态、程度及支配心肌的范围，致残或致死的危险性，术者的经验及技术条件等几个方面考虑。一般认为，患者临床上有心绞痛，冠状动脉造影显示血管狭窄为 60% ~ 70%，或有狭窄血管支配区域心肌缺血的证据时进行 PTCA。在有条件的医院，急诊 PTCA 是 ST 段抬高型急性心肌梗死患者恢复心肌再灌注最有效的手段；高危的不稳定型心绞痛和非 ST 段抬高性急性心肌梗死患者在积极药物治疗的同时，早期（48小时内）行冠状动脉造影和介入治疗也能明显改善患者的预后。治疗部位发生再狭窄需要再次血运重建术是 PTCA 最常见的不良事件，因此对病变行 PTCA 术前须仔细考虑症状轻重程度和缺血心肌的范围、是否为主要病变、药物治疗的效果、血管突然闭塞的危险、发生冠状动脉突然闭塞时的致死性和致残性结局的可能性、完全再通或"功能上完全再通"的前景、再狭窄发生率和患者是否适合做旁路移植术等问题。

支架治疗冠心病的临床疗效是有目共睹的，但它也有缺点，那就是支架在植入术后 6 ~ 8 个月时会出现支架内再狭窄，也就是支架内可出现再堵塞。早年金属支架再狭窄的发生率约为 20%，现在药物释放支架的问世，使再狭窄率下降到 9% 左右，如果术后半年时复查冠脉造影未出现支架内再狭窄，一般说来以后就很少会出现再狭窄了。

术后出现再狭窄，医师要根据不同的情况来选择合理的治疗方案。首先要看患者有没有心肌缺血证据，即是否有心绞痛发作症状，如果有症状，根据血管病变的情况，可在支架内植入药物支架，也可以考虑外科搭桥手术；如果没有症状，可以不做任何处理，坚持药物治疗就可以了。

为了有效预防支架植入术后的再狭窄问题，一是要改善生活习惯，比如说抽烟者就要戒烟，酒类可喝点红葡萄酒，肉类越少越好，吃清淡点。二是一定要好好控制冠心病的危险因素，如控制好高血压、糖尿病等。

20. 激光、超声显神通

随着科技的发展，冠心病的治疗技术和手段也在不断更新。

心肌血运重建术（TMLR）是通过激光光束在左室壁心肌缺血部位上产生直径约 1 毫米的通道，使左室腔内的氧合血进入通道直接营养其周围缺血心肌，促使侧支循环生成，重建心肌血运，改善心脏功能。TMLR 为内、外科治疗无效的冠状动脉弥漫性病变的患者提供了全新的治疗方法。目前认为 TMLR 主要通过以下几个方面起作用：①激光孔道直接供血；②激光损伤促进了新的毛细血管网形成；③激光孔道与冠状动脉分支及心肌窦状隙间有连接交通；④激光引起了缺血部位去神经支配作用。但确切机制尚有争议。临床上应用的光源主要为 CO_2 激光和钬（holmium YAG）激光。按手术方式可分为开胸的 TMLR 即心肌层向心内膜方向打孔；经皮的 TMLR（PTMR）即光导纤维导入钬激光自心内膜向心肌层打孔，PTMR 是在 TMLR 的基础上发展起来的介入治疗方法。

TMLR 的适应证较公认的为：有严重的冠状动脉疾病及心绞痛症状，药物治疗效果不满意，或无条件行常规手术及介入治疗者。①弥漫性冠状动脉病变；②一支或一支以上冠状动脉完全闭塞；③心室壁运动功能减弱或不能运动；④糖尿病并发小血管病变；⑤既往的冠状动脉旁路移植术（CABG）失败；⑥ CABG 同时，因部分血管过细，不能做旁路术时，在此血管供血区域行激光打孔术。

随着人口老龄化进程加速，生活水平的提高，冠心病患者希望延长寿命的同时，更要求有较高的生活质量。TMLR 不失为缓解常规医疗方法无效的冠心病心绞痛发作、提高运动耐力的有效办法。目前，治疗冠心病成熟的有效方法仍为 CABG，CABG 联合 TMLR 是提高疗效的有效手段。另外，TMLR 结合基因治疗的方法即联合血管内皮生长因子（VEGF）的方法，也是提高 TMLR 疗效的一个有效新途径。TMLR 有广阔的前景，其安全性和近、远期疗效尚需大规模、多中心、随机对照的临床试验来进一步研究。

另外，冠状动脉超声消融术也是近年来出现的利用物理原理研发的冠心病治疗新技术。它是用一种顶端装有可发射超声装置的导管，发射低频（20 千赫）高能的超声波，在组织和细胞中产生空化作用引起 1～3 个大气压大的内爆炸，使斑块瓦解而达到血管再通的目的。该技术表现出以下优点：

（1）不受时间限制，对新、旧血栓，斑块都能有效消融。

（2）超声消融后的血栓和斑块的碎片比人体血液细胞还小，完全可以被血液和组织吞噬，不会造成末梢血管阻塞。

（3）操作比较简便，安全系数大，对心血管壁无任何损伤。

（4）把冠心病猝死率降到最低限度。

（5）治疗时间缩短，费用降低 50%。

第四章
养病篇

1. 冠心病患者饮食策略

　　冠心病的发生与不良的生活方式密切相关，因此冠心病患者应十分注意生活方式的调理，而生活方式调理的第一步就应该从合理饮食开始。日常生活中应坚持以下饮食原则：

　　（1）控制总热量，维持正常的体重：正常体重的简单算法为：体重指数 = 体重（公斤）/［身高（米）］^{2}，一般以 20 ～ 24 为正常范围，超过正常范围则应控制体重或减肥。饮食中糖在总热量中的比例应控制在 60% ～ 70%。宜多吃些粗粮，如燕麦、玉米、荞麦、大豆及花生，以增加复杂的糖类、纤维素、维生素的含量。单糖及双糖等应适当控制，尤其是高脂血症和肥胖者更应注意。

　　（2）限制脂肪：脂肪的摄入应限制在总热量的 30% 以下，并以植物脂肪为主，可以适当地吃一些瘦肉、家禽，但动物性脂肪不宜超过 10%，胆固醇不宜超过 150 毫克。调查研究表明，欧美人冠心病发病率高，而亚洲的日本人冠心病的发病率低。我国的舟山一带地区的渔民和北极的爱斯基摩人几乎不患冠心病，这与他们日常生活中进食鱼类有关。科学家们研究发现，海鱼的脂肪中含有较多不饱和脂肪酸，它能够影响人体脂质代谢，降低血清胆固醇和血清三酰甘油以及低密度脂蛋白和极低密度脂蛋白，从而保护心血管，预防冠心病。由此可见，多吃海鱼有益于冠心病的防治。一个鸡蛋中的胆固醇接近于300毫克，当患有冠心病时，应控制鸡蛋的摄入，应每日半个鸡蛋或每两日一个鸡蛋。不可一日吃数个鸡蛋。要限制动物的内脏、脑等的摄入。

（3）**适量的蛋白质：**蛋白质是维持人体正常生理功能必需的营养物质，能够增强身体的抵抗力，但摄入过多的蛋白质对冠心病不利。因蛋白质不易消化，且能加快新陈代谢，增加心脏的负担。有学者观察，过多的摄入动物蛋白，反而会增加冠心病的发病率，所以蛋白质应适量。每日食物中蛋白质的含量以每公斤体重不超过1克为宜，应选用牛奶、酸奶、鱼类和豆制品，对防治冠心病有利。

（4）**饮食宜清淡、低盐：**对合并高血压者尤为重要，食盐的摄入量每天控制在5克以下。可随季节及活动量适当增减。例如：夏季出汗较多，户外活动多，可适当增加盐的摄入量；冬季时，出汗少，活动量相应减少，应控制盐的摄入。

（5）**要多吃一些有预防心血管疾病的保护性食品：**如洋葱、大蒜、紫花、苜蓿、木耳、海带、香菇、紫菜等。研究人员发现大蒜和洋葱含有精油，这些是防治动脉粥样硬化的有效成分。适量饮茶可防治冠心病，因茶叶中含有抗凝血和促进纤维蛋白溶解的物质。茶叶中的茶多酚，可改善微血管管壁的渗透性，能有效地增强心肌和血管壁的弹性和抵抗力，减轻动脉粥样硬化的程度。茶叶中的咖啡因和茶碱，可直接兴奋心脏，扩张冠状动脉，增强心肌功能。

◆知识链接◆

茶多酚：是茶叶中多酚类物质的总称，是形成茶叶色香味的主要成分之一，也是茶叶中有保健功能的主要成份之一。包括黄烷醇类、花色苷类、黄酮类、黄酮醇类和酚酸类等。其中以黄烷醇类物质（儿茶素）最为重要。

（6）供给充足的维生素、无机盐和微量元素：膳食中应注意多吃含镁、铬、锌、钙、硒元素的食品。①含镁丰富的食品：有小米、玉米、豆类及豆制品、枸杞子、桂圆等，镁可以影响血脂代谢和血栓形成，促进纤维蛋白溶解，抑制凝血或对血小板起稳定作用，防止血小板凝聚。②含铬丰富的食品：如酵母、牛肉、肝、全谷类、干酪、红糖等。铬能够增加胆固醇的分解和排泄。动物实验证明，微量铬可以预防动脉粥样硬化的形成，降低胆固醇。③含锌较多的食品：有肉、牡蛎、蛋、奶。科学家认为锌铜比值可影响血清胆固醇的含量。④含钙丰富的食品：有奶类、豆制品，海产品如虾皮等，近年的研究表明，膳食中的钙含量增加，可预防高血压及高脂膳食引起的高胆固醇血症。⑤含硒较多的食物：有牡蛎、鲜贝、虾皮、海虾等。补硒能够抗动脉粥样硬化、降低全血黏度、血浆黏度，增加冠脉血流量，减少心肌的损伤程度。⑥多吃蔬菜和水果有益于心脏。蔬菜和水果是人类饮食中不可缺少的食物，含有丰富的维生素C、无机盐、纤维素和果胶。凡绿色蔬菜或黄色蔬果中含有较多的胡萝卜素，它具有抗氧化的作用，维生素C能够影响心肌代谢，增加血管韧性，使血管弹性增加，大剂量维生素C可使胆固醇氧化为胆酸而排出体外。应多吃含维生素C较多的食品，如：猕猴桃、柑橘、柠檬和紫皮茄子等。

（7）忌烟酒和高脂肪、高胆固醇食物：冠心病患者应当戒烟，减少饮酒量，当合并高脂血症时，应避免饮酒。并应忌用或少用全脂乳、奶油、蛋黄、肥肉、肝等动物内脏。

2. 少盐补钾益健康

高血压是冠心病的危险因素之一。调查资料发现，有相当比例的冠心病患者患有高血压，而高血压又有促进冠心病发展的作用。因此，控制高血压并设法降低血压水平，对冠心病的防治具有重要意义。钠促进血液循环，增加心排血量，直接增加心脏负担，对心脏血流供应不足的冠心病患者是不利的。目前普遍认为，钠摄入量在促进高血压发病中起着一定的作用。流行病学资料表明，食盐每日摄入高达 20 克的日本北部人，高血压发病率可高达 40%，明显高于食盐每日摄入约 5 克的北美爱斯基摩人的发病率。研究还证明：平均每天少摄入 5 克食盐，平均舒张压可降低 0.53 千帕（4 毫米汞柱）。因此，对已患有高血压的患者，限制食盐可作为一种非药物性治疗手段。

那么，冠心病患者应限制多少食盐为宜呢？这要根据患者是否同时患有高血压，以及高血压的严重程度来决定。有人提出较为严格的限盐量，规定每日不超过 5 克。这对于大多数患者来说较难做到并坚持。所以应根据自己的情况，逐渐限制食盐用量，使自己的口味渐渐习惯于低盐膳食。烹调时在菜肴出锅前将盐撒在食物上，咸味便可以明显地感觉出来；还可利用糖、醋、香料等调味品，来增加食物味道，以减少食盐用量。目前市场上出售的低钠盐，也是限盐（限钠）的一个较好的选择。

钾盐可以保护心肌细胞，而促进钠排泄的降压药常常增加钾的排泄，造成体内缺钾。因此，膳食中限盐（限钠）的同时，应多吃含钾的食物，如五谷杂粮、豆类、肉类、蔬菜和水果均含有一定量的钾。动物性食品虽大多含钾量比蔬菜、水果高，但钠含量、胆固醇含量较高，而蔬菜、水果含的钠极少，所以，应多吃水果、蔬菜来补钾。含钾高的食物有菠菜、萝卜、卷心菜、芹菜茎、南瓜、鲜豌豆、柠檬等，均可选食。

❀ 3. 莫让"甜蜜"成为负担

糖对人体来说是十分重要的，因为人体所需能量的 50% 以上是由糖类食物提供的。那么，是不是吃糖越多，提供的能量就越多，对人体就越有好处呢？结果恰恰相反。我国人民的饮食结构是以米、面为主食，其中所含的淀粉即为多糖成分，属于糖类。从正常的饮食中，人们已经获得足够的糖，甚至已经超过人体正常的需要量。随着人们生活水平的提高，对含糖量高的点心、饮料、水果的需求和消耗日益增多，使摄入的糖量大大超过人体需要。如过多的糖不能及时被消耗掉，多余的糖在体内转化为三酰甘油和胆固醇，促进了动脉粥样硬化的发生和发展，有些糖转化为脂肪在体内堆积下来，久之则体重增加，使血压水平上升，心肺负担加重。三酰甘油贮存在肝脏内，成为脂肪肝，影响肝功能，造成肝损害。瑞士的专家们研究了 1900～1968 年食糖消耗量与心脏病的关系，发现冠心病的死亡率与食糖的消耗量呈正相关。日本的一项调查也得出一致的结果。因此有的学者甚至提出，过多地吃糖，对身体的危害不亚于吸烟。那么，每天吃多少糖才能不至于引起胆固醇升高呢？研究认为每天食用糖的数量，应控制在 50 克以下。但很多食品含有较多的糖类，如一瓶汽水含糖量是 20 克左右，一支冰激凌的含糖量是 10 克，一块奶油的点心含糖量在 30 克，低度的酒类含糖量为 5% ~ 10%，还有奶粉中的糖，速溶咖啡中的糖等。由此可见，如果每天控制进食 50 克糖，还真须精打细算。控制的最好方法是少吃糖果、点心，做菜时也尽量少放糖。

4. 动脉清洁剂——维生素E

维生素 E 是一种脂溶性维生素，又称生育酚，是最主要的抗氧化剂之一。人体正常的呼吸、新陈代谢等过程都会产生氧化作用，体内的氧会转化成一种极不稳定的物质——自由基。若自由基产生过量，则会破坏健康的细胞，加速机体的衰老进程并诱发癌症、心脑血管疾病等。维生素 E 能有效清除体内的自由基，保护细胞膜、皮肤、血管、心脏、眼睛、肝脏及乳房等组织，减少罹患动脉硬化等疾病的几率。

维生素 E 有十多种对身体有益的功效。可减少维生素 A 及多元不饱和脂肪酸的氧化、控制细胞氧化、促进伤口的愈合、抑制皮肤晒伤反应、美容养颜、延缓衰老、防癌、抗癌、改善性功能等。一般来说，维生素 E 及维生素 C 若能合并使用，两者可相辅相成，增强其作用。

（1）治疗动脉粥样硬化： 国外报道，每天摄入维生素 E 100 毫克以上，能够减慢轻、中或重度冠状动脉粥样硬化的进展。每日补充维生素

C 或复合维生素则不能减慢冠状动脉粥样硬化的进展。另据报道，给动脉硬化症患者服用维生素 E 200 毫克和维生素 A 9 万单位，6～10 周后头疼、失眠、眩晕、耳鸣等症状会减轻，血压下降、血浆胆固醇下降。

（2）治疗淤血性心功能不全及心绞痛：这类患者给予每天维生素 E 200～400 毫克，可使运动负荷量增加，心绞痛消失，并有利尿作用。

富含维生素 E 的食物有：猕猴桃、坚果（包括杏仁、榛子和胡桃）、向日葵籽、玉米、冷压的蔬菜油［包括玉米、红花、大豆、棉籽和小麦胚芽（最丰富的一种）］、菠菜、羽衣甘蓝、甘薯、山药、莴苣、卷心菜、菜花等，奶类、蛋类、鱼肝油也含有一定的维生素 E。

5. 素食能防冠心病吗

今年，张女士的一位同事因为心脏病发作而死于家中。听说他原来血脂高，有冠心病，而张女士也血脂高，为此她很担心，从此便一直坚持吃素，不沾一点油荤。但是吃素真的能防冠心病吗？

近年来，不少人因摄入脂肪和蛋白质太多，导致血脂过高而引发冠心病，所以有些人认为只要吃素就能避免血脂增高，从而预防冠心病的发生。确实，适当吃素对预防冠心病有一定的作用，但长期吃素就得不偿失了。

素食中含有丰富的维生素，可以调节代谢功能，加强皮肤的营养，并且能降低摄入的胆固醇和饱和脂肪酸的量，防止胆固醇进入血液，减少肥胖症、高胆固醇血症和冠心病等疾病的发生。但是，人如果长期素食，会由于食物过于单调，营养不平衡，反而易患心血管疾病。

素食的脂肪含量极少，但人体每昼夜对脂肪的需要量最低限度应保持在 65 克，而且植物蛋白永远代替不了动物蛋白。只有把植物食品和动物食品按一定比例结合起来，才能满足机体生长发育的需要。动物性食物含有大量人体生长所需要的营养物质，容易被人体吸收、利用，这是任何素食所不能相比的。

在素食中除了豆类食品含有丰富的蛋白质外，其他食物中蛋白质的含量均较少，而且营养价值也较低，不易被人体消化、吸收和利用。长期吃素可造成人体蛋白质、脂肪摄入不足及脂溶性维生素 A、维生素 D、维生素 E、维生素 K 和微量元素的缺乏，导致营养失衡，使机体的抵抗力明显降低，从而使人易患传染病、骨质疏松、骨折等。最重要的是，长期吃素的人其体内还会缺乏维生素 B_{12}，这样就会造成动脉血管内壁增厚，导致血管硬化，而血管硬化又是冠心病发生的基础。

注重素食，但不要食全素。人体所需要的各种营养素，都要靠膳食来供应，除肉类食品外，还应食用乳类、蛋类等食物，如喝一杯牛奶，不但可以供给蛋白质，还可以供给 300 毫克钙及大量维生素 B_2 和维生素 B_{12}。同时，利用各种植物性食物间的互补，获取足够的各种必需氨基酸。一般豆类和谷类、豆类和核果及种子（如芝麻、瓜子等）、蔬菜和豆类及核果、谷类与核果及种子之间都具有互补性，如八宝粥、红豆饭、包子、饺子及各种各样的混合菜肴等，并适当补充些菌类及海带等食物，使营养摄取全面、平衡，有利于身体健康。

由此可见，要预防冠心病应做到饮食合理，营养均衡。老年人的日常饮食宜清淡、营养丰富，避免长期素食、暴食、甜食、咸食等不良习惯；少吃或忌吃一些胆固醇和饱和脂肪酸含量高的食物；多吃粗粮、蔬菜、瓜果及一些有保护作用的食物，如豆制品、山药、木耳、香菇、海带、紫菜、鱼类、脱脂奶粉、酸牛奶、芹菜、茄子、韭菜、瘦猪肉等。

6. 膳食纤维是个宝

美国明尼苏达大学研究人员说，饮食中增加谷类和水果纤维摄入量，有助于降低冠心病发作和死亡的风险。

在明尼苏达大学工作的佩雷拉和同事们，在最新出版的美国《内科学文献》上发表文章说，他们对在美国和欧洲国家 10 项研究的数据进行汇总分析后发现，每天通过饮食多摄入 10 克食物纤维，可使冠心病发作和死亡的风险分别降低 14% 和 27%。这一摄入量相当于每天至少吃 3 个苹果，据估计一个中等大小的苹果约含纤维 3 克。

◆知识链接◆

膳食纤维：是一种不易被消化的食物营养素，主要来自于植物的细胞壁，包含纤维素、半纤维素、树脂、果胶及木质素等。

佩雷拉等人共分析了约 33.5 万名成年人的数据，其中有 5249 名研究对象在 6 ～ 10 年的随访调查中冠心病发作，2011 名研究对象在调查期间因冠心病死亡。

研究人员说，此前虽然也有研究得出多摄入食物纤维会降低心脏病风险的结论，但不同来源的食物纤维摄入与心脏病之间的关系究竟如何却研究得很少。而新的研究发现，摄入来源于谷类食品和水果的纤维降低冠心病死亡风险效果最明显，但来自蔬菜的纤维摄入与冠心病发病率和死亡率之间没什么关联。

🍎 7. 苹果美味益健康

有关冠心病患者的饮食宜忌所论较多，由于对胆固醇、三酰甘油等血脂异常变化的关注，使患者日常生活中所进食的糖量有一定限制，许多患者认真执行医师嘱咐，唯恐对医嘱执行的力度不够，为了追求病情的尽快改善，导致日常生活中的过度禁忌，因认为苹果中含有糖类，因而在日常生活中减少了对苹果的摄入，这是不利于病情康复的不合理做法。相反，为了维护身体的健康及病情的早日康复，日常应多吃苹果，这是因为：苹果本身不含胆固醇，进食苹果不仅可以补充体内所需的许多微量元素及维生素，而且苹果中含有大量果胶，果胶能阻止胆酸、胆固醇在肠内的重吸收，能促进胆固醇随胆汁排入肠道，并使之排出体外，减弱了胆酸、胆固醇的肠肝循环；苹果还能在肠道内分解产生乙酸，乙酸也有利于体内胆固醇的代谢。不仅如此，常吃苹果尚能使血压下降，从而对冠心病有益。因此常吃苹果可有助于胆固醇等血脂的改善，也有利于冠心病的康复。

> 《知识链接》
>
> **果胶**：是植物中的一种酸性多糖，稍带酸味，具有水溶性，主要存在于植物的细胞壁和细胞内层，为内部细胞的支撑物质。

8. 大蒜也能防"心病"

大蒜味辛性温，是居家生活常用的调味品，有发汗散寒的功效，夏季人们常食用它来预防胃肠道疾病的发生。但近几年科学研究发现，它所含的大蒜素对心血管疾病有非常好的食疗作用。经常食用可使血清胆固醇明显减少，全血凝集时间明显延长，同时可以防止 α - 脂蛋白下降，提高纤维蛋白溶解性，对预防心血管疾病效果不凡。有些人不习惯大蒜的味道，因此可以熟吃，只要人体内有足够的维生素 B_6，是可以促进大蒜素的转化而发挥相应的作用。

9. 饱餐未必好，早餐要吃好

消化系统的消化、吸收和排泄功能，主要靠消化系统各部分之间以及消化系统与其他系统之间的密切配合。胃肠道功能受迷走神经和交感神经的支配，进食后迷走神经兴奋，胃肠运动功能增加，但心脏亦受自主神经的影响，迷走神经兴奋可引起窦房结节律减低，甚至停止活动，引起心搏停止，此外迷走神经兴奋可使冠状动脉收缩。正常情况下，胃肠道的血管分布极其丰富。进食后，由于消化及吸收的需要，心输出量增加，腹腔脏器处于充血状态。但是，在急性心肌梗死时，由于心肌坏死、缺血，心脏的泵血功能受到影响，如果饱餐，一方面因心脏输出量增加而加重心脏负担；另一方面因过饱使胃部膨胀，横膈上移，进一步影响心脏功能。同时，可引起胃 - 冠状反射，使冠状动脉收缩，引起冠状动脉供血不足，加重心肌缺血、缺氧。更有甚者，因饱餐后迷走神经兴奋而致窦房结节律性减低，可引起心搏停止。故急性心肌梗死患者，不应饱餐，应采取少食多餐，给予清淡易消化的食物。病初 2 ~ 3 天可食流质或半流质，随着病情的好转，逐渐改为软食与普食，并强调低脂低盐饮食。同时要注意保持大便通畅，除吃易消化食物外，平时可用番泻叶泡水、服用果导片。若有便秘，可用开塞露、液状石蜡、缓泻药或用少量盐水、肥皂水低压灌肠。有腹胀者，在病情允许的情况下让患者适当活动，若因消化不良引起腹胀者，可服用助消化药物，如食母生、乳酶生、健胃消食片等；胃肠蠕动功能差者，可服用多潘立酮（吗丁啉）或西沙比利，用中药大承气汤水煎取汁，分次频服往往可取得较好的效果。腹胀明显者，亦可用肛管排气或针灸治疗。

医学研究已证明，不吃早餐的害处的确不少，比如：对营养摄入不利、对大脑功能活动不利、易患胆结石以及使人易发胖等。尤其是本身有心脑血管病的人，不吃早餐还会增加缺血性中风和心脏病发作的危险性，这点应当引起足够的重视。

清晨空腹时是一天中缺血性中风和心脏病的好发时间。美国有研究显示，吃过早餐的人比不吃早餐的人，心脏病发作的可能性小。临床证实，早上起床后两小时内，心脏病发作的机会比其他时间高 1 倍左右，这种情况与太长时间没有进餐有密切关系。这主要是经过一夜空腹后，人体血清标记蛋白 β - 凝血球蛋白成倍地增高，它可使血液中血小板活性增加，使其凝聚或黏附性增加，导致血液黏度增高，血流缓慢，明显增加了缺血性中风和心脏病的危险性。

研究显示，血液中 β - 凝血球蛋白的平均浓度为 30 纳克 / 毫升，中吃早餐时的浓度则增高 7 倍，而进食早餐后才降低到正常水平。所以，不吃早餐对有心脑血管病的人尤其有害，因为缓慢的血流很容易在本已狭窄的动脉里形成小血凝块而阻塞血管。如果阻塞的是冠状动脉，就会引起心绞痛或心肌梗死，阻塞脑血管则引起缺血性中风。研究还发现，不吃早餐的人胆固醇比每日吃了早餐的人要高33%左右，这就更容易导致冠心病发作。

所以，养成吃早餐的习惯对有心脑血病患者或普遍存在动脉硬化的老年人显得格外重要。树立良好的早餐习惯，可以减少许多疾病的发生，还有助于人长寿。美国加利福尼亚的营养学家发现：习惯吃早餐的人真的比经常不吃早餐的人寿命更长。30多年前，研究人员曾对6934名年逾60岁的男女老年人的早餐及其生活方式进行过调查，在其之后的20年中，他们对这些老年人进行的追踪调查结果表明：坚持吃正常早餐的老年人，长寿的可能性要比不吃早餐的老年人高20%。

专家还在那些年过八九旬的老年人身上发现一个共同的特征：就是从青年时开始，他们都坚持天天吃一顿营养丰富的早餐，从未间断。

10. 宴请留心保平安

出席亲朋好友的喜庆宴会，或是招待至亲密友，这是人人都遇得到的事情。就是逢年过节、亲朋之间平时的来往，家中也难免要摆上一席，以示热闹。在这种场合中，人们往往因久别相聚，情绪激动，免不了开怀畅饮，甚至一醉方休。对于一个冠心病患者来说，这种做法和气氛是十分不利的，确切地说应该忌讳。因此，为不至于"乐极生悲"，冠心病患者出席宴席必须注意以下几点：

（1）必须随身携带急救药盒或必要的急救药品。

（2）不要过多参与亲朋之间的高谈阔论，而应以听为主，偶尔可发表议论，尽量避免情绪激动；同时也应避开不愉快的话题或伤感的回忆。

（3）切勿被宴席上的山珍海味、丰盛菜肴所诱惑而忘记了"吃八成饱"的戒律，否则造成心脏负担过量易诱发心绞痛等症。

（4）切不可"对酒当歌"，而应以少量饮酒，不饮烈性酒为宜，或以果汁、饮料代酒。

（5）宴会中如感体力不支或有不舒服的感觉，应该向亲友直言说明，提前退席，切不可勉强支撑。如果出现心绞痛、头晕、恶心等症状，应立即含服硝酸甘油等急救药物，并找一处较为安静的地方休息。

（6）宴会上气氛比较热烈，加上饮酒，会使人全身发热、出汗。这时一定要注意保暖，不要随意减少衣服，以免在毛细血管扩张的情况下受凉感冒，因为感冒对冠心病患者是非常有害的。

（7）如果参加晚宴，散席时天色较晚，一定要有人陪同回家，切不可单独行动。

11. 健康喝出来

（1）白开水：水是人类生命之源，对于冠心病患者来说也是非常重要的。尤其是清晨起床喝杯白开水对冠心病患者大有裨益。夜间人在睡眠中汗液和尿液会排除大量的水，而不能像白天一样及时补充，所以清晨醒来应及时喝杯白开水把夜间丢失的水及时补充上，这样能降低血液的浓度，较有效地预防心肌梗死的发生。

值得注意的是，炎热的夏天，身体从汗液排出的水分较别的季节多，因此常出现烦渴而大量饮水的情况，这对于健康人来说没有什么大碍，但对于冠心患者来说由于短时间内大量饮水会使血容量快速增加，心脏负荷加重，容易诱发心绞痛，所以，冠心病患者即使非常口渴，也不能暴饮，应慢慢饮水，解除烦渴。

（2）茶：茶能降低胆固醇，减轻动脉粥样硬化的程度，增强毛细血管壁的弹性，并有抗凝、促进纤维蛋白溶解的作用。因此，茶是防治冠心病的极好饮料。

但是，浓茶中含有大量鞣酸，能增加心室收缩，使心搏加快、心悸、胸闷，甚至会造成严重后果。另外，冷茶会刺激迷走神经，使心率减慢，并可出现心律不齐，所以心梗患者应避免喝冷茶。

（3）可乐：可乐是人们经常饮用的饮料，适量饮用不会引起不适，但是不可"开怀畅饮"。成人如一次饮用 10 瓶可乐，就会出现躁动不安、呼吸加促、肌肉震颤、心动过速、心律不齐等中毒症状。冠心病患者大量饮用更易出现心律不齐。

（4）咖啡：饮用咖啡与心血管病的发作有关，每天每人喝 5 杯或更多咖啡的人患冠心病的几率比完全不喝的人高 2 倍。这是因为咖啡的饮入量与女性高密度脂蛋白胆固醇量成反比关系，大量咖啡还可使男性血清三酰甘油增高。因此，为了减少罹患冠心病的危险，请控制咖啡摄入量。

12. 冠心病患者该不该喝牛奶

牛奶是营养佳品，除含有高质量的蛋白质外，还含有钙、铁、维生素B等。普遍认为，牛奶有预防高血压和冠心病的作用。为什么牛奶能预防高血压和冠心病？

牛奶中含有人体不能构成的八种必需氨基酸，其中蛋氨酸有抑制交感神经的作用，有助于维持人体的生理、心理平衡，蛋氨酸还有促进钙的吸收和预防感染的作用。

有人担心喝牛奶会使血脂升高，原因是牛奶中含有较多饱和脂肪酸，实际上100克牛奶中，仅含胆固醇13毫克，而且牛奶中所含的钙质及胆碱尚可减少胆固醇的吸收，所以冠心病患者是可以喝牛奶的。特别是发酵的牛奶（如酸奶）中，有一种牛奶因子，具有降低血清胆固醇浓度的作用，因此，常饮用酸奶尚可预防冠心病的发作。

对大白鼠的实验证实，牛奶中所含的蛋白质，有清除血中过量的钠的作用，所以能防止动脉硬化、高血压的发生；其中的蛋白还有助于保持血管的弹性，延缓动脉硬化。牛奶中所含乳清酸，能影响脂肪的代谢。还含一种耐热的低分子化合物，可以抑制胆固醇的合成，牛奶中所含的钙质和胆碱，具有促进胆固醇从肠道排泄、减少其吸收的作用。所以，牛奶是一种可以降低胆固醇的食物。其次牛奶中含钙、钾等元素较多，对防治冠心病、高血压也有好处。

此外值得提出的是，牛奶是钙质的最好来源，每毫克牛奶中的含钙量约1毫克。人体正常每天需钙约1000毫克，目前我国很多地区均未达到此标准，如北京地区目前人均日摄取量仅为500毫克，摄钙不足是引起动脉硬化及高血压的重要原因之一。有人报道，每天饮牛奶600毫升，可使血压下降4%。因此，冠心病患者不仅可以喝牛奶而且应该喝牛奶，特别是酸奶。

13. 饮绿茶，防心梗

美国心脏病杂志报道，日本一项新的研究显示，饮绿茶能减少心肌梗死的危险性。尽管那些每天饮一杯或更多绿茶的研究对象和不饮绿茶者相比，患冠心病的可能性并没有降低，但是心梗的可能性大大降低。Saitama国立预防医学院的合作研究者Yukihiko Momiyama博士说，"我们发现在日本心梗的发生在饮用绿茶者中降低，显示有规律的饮用绿茶可能起到了防止发生心梗的保护作用"，该研究入选了通过冠状动脉造影排除冠心病的393例患者，其中许多入选者有冠心病的危险因素，包括高血压、高胆固醇和糖尿病。Momiyama研究小组并没有发现每天饮用绿茶的数量和冠心病危险或严重程度上的联系，但是那些每天至少饮用一杯绿茶者比不饮用绿茶者发生心梗的可能性减少了42%。

多年来，研究者一直设法找出日本的冠心病发生率低于西方的原因，尽管这一差异有多种可能的解释，但是一些科学家猜测饮用绿茶（日本常见的一种饮料）可能有防止发生冠心病的保护作用。绿茶中含有高水平的黄酮类化合物，这些化合物能中和氧自由基。通过对氧化损害的保护作用，黄酮类化合物可能减少了冠心病和中风的危险，已经有多个研究发现进食高水平的黄酮类化合物的人群死于冠心病的可能性降低；另外一个研究显示黄酮类化合物和心梗危险性降低有关。

14. 适量饮酒莫伤身

中国的酒文化，有着数千年的历史。祖国医学认为，酒是辛温之品，适量饮酒，可以温通血脉，调畅气血，养颜益寿，健身祛疾。与药为伍（药酒或做药引用）可助药力，相得益彰。但若酗酒过度，则伤体乱志，祸害无穷。因此，我们应当辩证地看待饮酒的问题。有关饮酒与冠心病的关系，目前仍是一个需要进一步探讨的问题，有报道认为，饮酒与冠心病死亡率的关系呈"U"字形，认为少量饮酒可以可以提高血中高密度脂蛋白，降低低密度脂蛋白，防止动脉壁脂质的沉积，有利于冠心病的预防。国内曾报道一组 25 ~ 64 岁男性，每月饮白酒 0.55 ~ 1.5 千克时，高密度脂蛋白含量极显著高于非饮酒组，如继续加大酒量时，则高密度脂蛋白不再升高，且随着饮酒量增加而使血清总胆固醇水平升高，冠心病的死亡率增加 2 倍。近年来有人认为，少量饮酒可抑制血小板聚集，阻止血栓的形成从而起预防心肌梗死的作用。现代临床和实验研究证实，大量饮酒可增加心脏和肝脏的负担，因为酒精除能直接损害心肌和血管内壁，造成心肌能量代谢障碍，抑制脂蛋白脂肪酶，促使肝脏合成前 β 脂蛋白，血中 β 脂蛋白（主要含胆固醇）消失减慢，三酰甘油上升，促进动脉粥样硬化的形成外，饮酒不当还可导致肝硬化、胃癌等。因此，我们认为少量饮用优质白酒、干红葡萄酒，有助于冠心病的防治，但不推荐用这种方法作为冠心病的防治措施。

15. 针灸保健有妙招

冠心病患者还可以运用中医的针灸等疗法进行保健治疗，下面介绍一些方法。

（1）体针

①主穴针刺法

主穴：心俞、厥阴俞。

每次取主穴一对或一侧，不留针，每日1次，12～15天为一个疗程。疗程间休息3～5天。

手法：针刺向脊柱方向与皮肤成45°角，迅速刺入皮肤，然后慢慢进针，深度为1.5～2寸。在抵脊柱横突根部时，可提插，寻找敏感点，然后进行轻中度刺激或轻捻针柄1～3分钟，根据患者的耐受程度予以增减。注意切勿直角进针，以防气胸。

②辩证施针法

虚寒胸痹：取心俞、厥阴俞、内关、通里。采用针后加灸法以助阳散寒。寒重时加灸肺俞、风门；肢冷重时加灸气海或关元。

痰浊胸痹：取巨厥、膻中、郄门、太渊、丰隆。针用泻法以通阳化浊。背痛时加肺俞、心俞；气短者可灸气海俞和肾俞。

淤血胸痹：取膻中、巨厥、膈俞、阴郄、心俞。针用泻法以活血化淤。唇舌发绀可取少商、少冲、中冲点刺放血。

⌇知识链接⌇
胸痹：中医指胸部闷痛，甚则胸痛彻背，气短喘息不得卧为主症的一种疾病。冠心病即属于中医胸痹范畴。

（2）穴位注射

主穴：心俞、厥阴俞。

配穴：内关、间使。

每日交替取两穴。每穴注射复方活血注射液（鸡血藤、白果、当归、阿胶、川芎、盐酸普鲁卡因，水煎，过滤去蛋白，高压无菌消毒后用）或复方鸡血藤注射液（鸡血藤、当归、阿胶、盐酸普鲁卡因，制法同上）0.5毫升，15～20次为一个疗程。

（3）耳针

取心、小肠、皮质下、交感为主，辅以脑、肺、肝、胸、降压沟、兴奋点等，每次选3～5穴。针入后接电脉冲治疗仪，留针1小时，隔天1次，12次为一个疗程。

（4）拔罐疗法

取穴：在双侧厥阴俞及其附近寻找压痛敏感点，至阳，天池（左），灵虚（左），膻中穴。

治法：采用单纯罐、毫针罐、涂药罐法，留罐10～15分钟，隔日施术一次。

❀ 16. 推拿按摩助健康

按摩对冠心病也是一种很好的治疗保健手段。长期以来，人们认为只有依靠药物，才能减轻或缓解冠心病的症状，其实，按摩对冠心病患者症状的缓解和消除也有一定的作用。压内关对减轻胸闷、心前区不适和调整心律均有帮助，按摩胸和拍心对于消除胸闷、胸痛均有一定效果。腹式呼吸时，横膈运动帮助改善胸腹腔血液循环，对心脏可起到按摩作用，从而改善心脏本身的营养和血供，心电图显示也有一定的改善作用。此法操作简单方便，而无内服药的不良反应，甚至可以在医师指导下做自我按摩，有兴趣者不妨一试。

上肢部按摩手法有以下几种。

（1）点揉内关

位置：在前臂正中，腕横纹上 2 寸，掌长肌腱与桡侧腕屈肌腱之间。

按摩方法：用一只手的拇指，置于另一只手的内关穴上，稍向下点压用力后，保持压力不变，继之旋转揉动，当产生酸胀感，即为中医所讲的"得气"，也就是产生了治疗效果。这时继续点揉约 1 分钟后缓缓放松点揉手以结束治疗，两手交替点揉对侧。每天不限时段、场所，均可操作。

治疗作用：内关穴是全身对心脏调节作用最强的穴位之一。点揉内关穴能够有效提高心肌无氧代谢的能力，令心肌在缺血缺氧环境仍能正常工作。点揉两侧内关穴各 1 分钟能强心，调节心律，缓解胸闷憋气等不适症状。

（2）点揉神门

位置：在腕部，腕掌侧横纹尺侧端，尺侧腕屈肌腱的桡侧凹陷处。

按摩方法：点揉神门的操作方法同点揉内关，因皮下组织结构较内关更致密，因此可以稍加点压的力量，点揉每侧各 1 分钟。此手法最适合晚间睡前操作。

治疗作用：神门穴是全身安神养心最好的穴位之一。点揉此穴能够松弛白天过度紧张焦虑的中枢神经以扩张冠状动脉，增加冠状动脉血液流量，还有益气血、安神补心的功能。

胸腹部按摩手法有以下几种。

（1）分擦上胸部

位置：两侧上胸部即双侧乳头至两侧锁骨下缘之间这一扇形区域的胸部。

按摩方法：两手掌放松伸开，分别置于同侧上胸部，由上向两侧腋窝部斜行分擦。手掌要紧贴皮肤，力量和缓、均匀，分擦20次为佳。擦完后感觉上胸部皮肤微微发热即达到治疗目的。

治疗作用：一是调节心律，对房颤等心律失常有明显的改善作用。二是扩张冠状动脉增加心肌供血。

（2）擦双侧肋部

位置：双胁部位于两侧乳头之下至双侧肋弓下缘之上的侧胸区。

按摩方法：双手掌放松至于胸胁部。从后向前，用力均匀地分擦。分擦20次为宜。分擦要领同分擦上胸部。

治疗作用：不但能够刺激肋间神经，反射性地调节心脏功能，更能调节心肌传导和增加血液供应的目的，尤其针对心脏传导阻滞的患者效果极佳。

（3）点揉腋窝

位置：两侧腋窝定点。

按摩方法：用一侧手2～5手指指尖点揉对侧腋窝。每侧1分钟。

治疗作用：具有极强的缓解冠状动脉痉挛的作用，是预防和治疗心绞痛发作的奇效穴。

（4）点揉膻中

位置：膻中在胸部，当前正中线上，平第4肋间，两乳头连线的中点。

按摩方法：手法同点揉内关。点揉膻中用哪只手均可。每穴刺激1分钟为佳。

治疗作用：调节支配心肌收缩神经，对神经官能症、心梗后频发室性早搏有很好的疗效。此外，对各种心脏疾患出现的心悸、胸闷喘憋和烦躁有很好的疗效。

（5）点揉大包

位置：在侧胸部，腋中线上，第6肋间隙处。

按摩方法：动作同点揉内关，用同侧手点揉即可。每侧1分钟。

治疗作用：大包穴为强心要穴，刺激大包穴能迅速增加心肌收缩力，增加心肌血液供应，甚至可以用作急救穴位。

（6）扣两胁

位置：两胁位于两侧乳头之下至双侧肋弓下缘之上的侧胸区。

按摩方法：用双手10个手指，均匀地轻叩双侧胁部。共计1分钟。

治疗作用：作用类似分擦两胁。辅助调节异常心律。

（7）揉小腹

位置：肚脐至耻骨联合之间的中点。

按摩方法：双手重叠置于小腹中央，稍加力后顺时针揉动。共计1分钟。

治疗作用：刺激肾上腺分泌肾上腺皮质激素，起到对抗机体内部各种炎症的目的，改善心肌供血，特别适合风湿性心脏病患者的治疗。

下肢部按摩手法有下列两种。

（1）点揉足三里

位置：在小腿前外侧，当外侧膝眼下 3 寸，距胫骨前缘一横指。

按摩方法：点揉手法同点揉内关，只是力度要更大。左右各点揉 1 分钟为佳。

治疗作用：足三里是全身强壮的要穴。点揉足三里对全身的虚劳疾病均能起到调节作用。点揉足三里特别适合中老年冠心病患者的保健。

（2）点揉血海、三阴交

位置：血海：屈膝，在大腿内侧，髌底内侧端上 2 寸，股四头肌内侧头的隆起处。三阴交：在小腿内侧，足内踝尖上 3 寸，胫骨内侧缘后方。

按摩方法：点揉方法同点揉内关穴。每侧 1 分钟。

治疗作用：血海、三阴交两穴是调节心血管系统效果非常显著的穴位组合。点揉此两穴能调节血液成分，降低血脂、血沉等可能引发血管内皮损伤和硬化的物质含量，对预防冠状动脉粥样硬化的发生具有重要作用。

❋ 17. 跟"时间"要健康

对冠心病的辅助治疗除了饮食疗法、运动疗法外，还有"时间疗法"。一项关于心血管病发病的时间性研究揭示，心肌梗死等猝发性心脏病的发作，在一天中有两个高峰：起床后 1 ~ 2 小时和此后的 10 ~ 12 小时，尤以第一个高峰更为明显。以往人们发现高血压也有这种双高峰规律，即早晨 7 ~ 9 时和下午 3 ~ 5 时血压升高，以致脑中风在这两个时间段也呈高发现象。这个规律对于冠心病的治疗和用药有重要指导意义。

专家们指出，要是能在高峰到来之前用药，无疑能减少猝发心脑血管病的危险。因此，专家们提出了一种生物节律健康法，认为早起早睡，生活规律，能有效地降低这种危险因素。与此同时，还可配合药物治疗。通常服用的治疗心血管病的药物，在服后 24 小时左右才能达到有效治疗浓度。因此，一天一次的药物应在早晨 6 时服用，一天两次的应在早晨 6 时和下午 3 时服用，一天三次的应在早晨 6 时、中午 12 时、下午 5 时服用。这样就有可能抑制双高峰的出现，减少猝发心脏病和脑中风的危险。

　　根据冠心病发作的这种双高峰规律，冠心病患者的锻炼应将传统的晨练改为晚 9 时锻炼。有些人的心脏病突发就是因晨练不当所致。晚 9 时锻炼一方面避开了发病的高峰期，另一方面还可促进血液循环，降低发病隐患。冠心病患者的锻炼应适度，早起后可散散步，做做操，晚锻炼时可根据自身情况选择适宜的项目进行，时间 40 分钟左右，但必须遵循在锻炼中和锻炼后无明显不适感的原则。病情较重的患者，锻炼必须在医师的指导下进行。

❀ 18.　运动年轻您的"心"

　　"运动是健康的基石"、"生命在于运动"的道理是自学童时就人人都明白的道理，但现实中光靠"嘴皮的运动"是远远不够的，它要求我们必须付诸行动，且持之以恒。运动的项目可根据个人的爱好和相应的条件作出选择，简单有效的，如快走、跑步、爬山、骑自行车。其他如游泳、跳舞及各种球类活动等，无论哪种运动，都有助于心肺功能的锻炼。但运动时需注意以下几点：

（1）必须是有氧运动：运动的场所可选在树林等绿化地带，如公园、海边、主要是空气应清新，环境应安宁；不宜在空气污浊、噪声喧嚣的车道边或通风不良处运动。

◈知识链接◈

有氧运动：有氧运动是指人体在氧气充分供应的情况下进行的体育锻炼。也就是说，在运动过程中，人体吸入的氧气与需求相等，达到生理上的平衡状态。简单来说，是指任何富有韵律性的运动，其运动时间较长（约15分钟或以上），运动强度在中等或中上的程度（最大心率的75%～85%）。

（2）运动应循序渐进：运动的持续时间、强度及次数都应循序渐近，对于无运动习惯的人，开始时每天可运动5～10分钟，然后逐步增加。运动时间如能达到每天20～30分钟即会产生有益的效果。运动前宜做舒缓的准备动作，以防运动中产生损伤。运动后做3～5分恢复动作。

（3）量力而行、适可而止：成年人每天坚持30分钟中等强度的运动量，或每周运动180分钟，就会有明显降低患心血管病危险的作用。但必须达到中等强度，以目标心率为衡量标准，年龄不同，目标心率也不同，以最高心率的70%～75%为宜，否则会发生意外。通常以运动时心率比运动前增加20次/分钟左右，全身微汗即可，不可过量，老年人运动时心率增加15次/分钟左右，切勿达到该年龄的最高心率，以免心脏负荷过重。

（4）养成习惯、持之以恒：最好定期定时运动，每日一次，使运动成为生活的必需部分。坚持运动需要毅力和耐心，尽管运动可使人精神乐观、体力好转，但由于心血管病的发生发展是多年的漫长过程，因此，要减少动脉粥样硬化的发生决非一朝一夕之功，只有持之以恒才能显效，切勿半途而废，否则前功尽弃。对于已患有心血管病者，也要进行适度的运动以增强体力，以运动时心率较运动前加快 10 ~ 15 次 / 分钟为宜，对冠心病患者以不发生胸闷、胸痛为度，强度过大有害无益，反易致危险。同时注意阴雨、寒冷天气不宜外出运动，尤其不宜顶风逆行。不宜选择爬山、跑步、打球等较激烈的运动项目。且随身带好急救药物，运动时一旦出现胸闷、胸痛、应舌下含服硝酸甘油或消心痛。

19. 国术太极能延年

太极拳是我国传统运动方式中的一颗明珠，它一直在我国民间流传，其动作柔软流畅，和缓放松，是一种卓有成就的保健拳法，长期练习，能起到强身健体，防治疾病的目的，长久以来为人民、尤其是中老年人所喜爱。有人研究发现，练太极拳对防治冠心病有一定的疗效。太极拳要求呼吸深长自然，气沉丹田，心情平静心无杂念，这样有益于加强呼吸功能，改善血液循环，反射性地刺激冠状动脉扩张，而增加心肌营养。打太极拳要求保持情绪稳定，所有这些都有利于防治冠心病。而且对一些慢性病，如高血压、慢性支气管炎等也有一定的防治作用。练太极拳应该注意持之以恒，运动量不宜过大。

20. 冥思静坐利健康

根据美国临床化学期刊报道，一种名为冥思静坐的放松方法可以帮助冠心病患者降低血压及胰岛素抵抗。

冥思静坐起源于印度古代吠陀人的传统，通过极其标准的形式（讲座、个人指导和小组讨论）进行传播。起初冥思静坐被证明可以降低血压，但是对于冠心病的其他危险因素（包括代谢综合征相关因素），其功效还未彻底证实。代谢综合征的一系列症状，高血压、腹部肥胖、高胆固醇及胰岛素抵抗都会增加心脏危险。

美国 Cedars-Sinai 医疗中心的研究人员为冠心病患者进行了为期 16 周的冥思静坐临床试验。52 名患者（平均年龄 66.7 岁）接受了冥思静坐指导；51 名患者（平均年龄 67.1 岁）接受了一般健康教育。患者于临床试验开始及结束当晚空腹，第二天早上接受血管功能和心率变异性测试及病历复查。从心率变异性测试中可获知控制心肌及其他不随意肌的自主神经系统功能。

103 名患者中有 84 人（82%）完成了研究。临床试验结束时，接受冥思静坐指导的患者在改善血压、空腹血糖、胰岛素水平及自主神经系统方面取得了显著的成效；而接受一般健康教育的患者只明显提高了运动频率。

现有的结果同样可以加深我们对压力在流行病——代谢综合征中的理解。低频率地参与运动、不健康的饮食习惯和肥胖都能引发代谢综合征；现代社会的高要求也会导致长期精神压力。这种压力会释放出能逐渐破坏心血管系统的皮质醇、荷尔蒙及神经传递素。

结果证明冥思静坐能调整身体对压力的响应而不是改变压力本身，

进一步研究可能会为冠心病提供新的治疗及预防方法。

皮质醇：是从肾上腺皮质中提取出的对糖类代谢具有最强作用的肾上腺皮质激素，即属于糖皮质激素的一种。

21. 神奇的水疗法

一项小型研究显示，一种家庭式的水疗法——用热水或冷水浸泡手臂或腿部可缓解某些心力衰竭的症状。

德国研究人员发现，有一种对足部和手臂的家庭沐浴方法似乎对早期心力衰竭的患者有益。在 6 周的热水疗法（thermal hydrotherapy）之后，15 名男女患者报告说，他们的生活品质有所改善，症状也有好转。

虽然医师一般会建议心脏病患者避免过热的桑拿浴和洗浴，但有一些证据显示，热水浴能够改善心脏病患者的血管功能。

研究的领导者麦克尔森（Andreas Michalsen）博士对路透社表示，他们团队研究的这种疗法——把足部或手臂浸入热水里，然后再快速把它们放入冷水——"非常安全"。他和他的同事们将研究结果发表在《美国心脏杂志》（American Heart Journal）。

在让患者正常服用药物的情况下，麦克尔森的团队连续 6 周给患者在家中进行了每天三次的热水疗法治疗。在这以后，他们把患者的运动能力、血管功能、症状和生活品质进行了测量，并与患者们在 6 周普通疗法之后的情况进行了比较。

在接受水疗法治疗后，患者报告说，他们的症状得到了改善，诸如情绪和身体功能等生活品质也有所提高。而且他们在静止和运动测试时的平均心率也下降了。

研究人员表示，热／冷水疗法对血管的疗效和运动的效果相似，而运动正是心力衰竭治疗中很重要的一部分。他们认为，这种疗法可能会对无法做运动的患者特别有益。

22. 一日之计在于晨

冠心病患者在日常生活中若能做好自我保健，采取科学的生活方式，则不但使病情得到改善，而且可提高生命质量。那么，在一日之计的早晨，应注意些什么呢？

首先，在清晨睡醒后，不要急于起床，要采取仰卧姿势，静卧数分钟，同时用手在胸部做自我按摩，然后轻轻活动四肢，待感觉比较舒适时再起床，先慢慢坐起来，稍停，再缓缓下床，从容不迫地穿衣，使刚从睡梦中醒来的身体逐步适应日常活动。若操之过急，可引起心率和血压较大的波动。

洗漱时，宜用温水，尤其是在寒冷的冬季。因为骤然的冷水刺激可致血管收缩使血压升高，还可诱发心绞痛及心肌梗死。

晨起后最好能马上饮一杯白开水。因为经过一夜的代谢，血液黏度增高，易诱发心肌梗死和脑血栓，饮水后既可稀释血液，又可促使血液中的代谢废物尽快排出体外。大、小便时应学会自我放松，轻轻用力，切忌急于排空而用力屏气，便后也不要骤然站起。

23. 眠不香，"心"难安

对于冠心病患者来说，保持良好的睡眠，不仅有利于体力的恢复，而且对于防治心绞痛及心肌梗死的发生也有着极其重要的意义。要保持良好的睡眠必须注意做到以下几点：

（1）注意睡前保健：晚餐应清淡，食量不宜多，宜吃易消化的食物，并配些汤类，不要怕夜间多尿而不敢饮水，进水量不足，可使夜间血液黏稠度增加，血栓形成机会增多；睡前娱乐活动要有节制，看电视也应控制好时间，不要看内容过于刺激的节目，否则会影响睡眠；养成按时就寝、睡前用温水泡脚的习惯，然后可按摩双足心，以促进血液循环，有利于解除一天的疲乏。

（2）注意睡眠体位：冠心病患者的心脏功能不好，而夜间又是冠心病的好发时期，因此冠心病患者应该选择好正确的睡姿，以免对病情产生不利的影响，而比较合理的睡姿是头高脚低右侧卧位。采用右侧卧位睡眠时，全身肌肉松弛，呼吸通畅，心脏不受压迫，并能确保全身在睡眠状态下所需的氧气供给，有利于大脑得到充分休息，减少心绞痛的发生。冠心病患者睡眠时头高脚低，可以减少回心血量，大大减轻心脏负荷，有利于心脏"休息"。冠心病患者若病情严重，已出现心衰，则宜采用半卧位，以减轻呼吸困难，避免左侧卧或俯卧，如果使用的是可以摇起的床，那么可以根据患者的感觉适当的将床头摇起，一般摇起10°～15°，以患者舒适为度，这样不仅可以使患者安静入睡，有利于恢复体力，同时也可以减少冠心病的发作。

（3）注意晨醒时刻：清晨是冠心病患者心绞痛、心肌梗死的多发时刻，而最危险的时刻是刚醒来的一刹那。因此，早晨醒来的第一件事不是仓促穿衣，而是仰卧 5 ~ 10 分钟，进行心前区和头部的按摩，做深呼吸、打哈欠、伸懒腰、活动四肢，然后慢慢坐起，再缓缓下床，慢慢穿衣。起床后及时喝一杯开水，以补充水分稀释因睡眠失水而变稠的血液，有利于血液循环，可最大限度地防止心血管急性事件发生。

（4）注意午睡：医学专家通过实验发现，每天午睡 30 分钟可使冠心病患者的心绞痛发病率减少 30%。所以冠心病患者必须午睡。午睡更要注意姿势，有些患有冠心病的老年人习惯坐着打盹，这是很不可取的，这种姿势会压迫胸部，影响呼吸，使患病的心脏负荷加重，且会引起脑部缺血。

24. 夜间喝好三杯"安全水"

冠心病是中老年人的一种常见病。冠心病患者晚间保健非常重要，除了晚餐应以清淡食物为主，吃七八成饱，夜间保持科学睡姿外，还需注意补足体内水分，最好喝上三杯水。

三杯安全水的饮用时间是有讲究的。第一杯是在睡前半小时喝的凉开水；由于脑血栓和心肌梗死多发于午夜 2 时左右，患者应在深夜醒来时饮下第二杯水，尤其是在出汗多的夏季或出现腹泻、呕吐症状时；第三杯水安排在清晨醒后喝，这杯水非常重要。专家认为，早晨是人体生理性血压升高的时刻，患者血小板活性增加，易形成血栓，血管壁上的脂肪沉积块松动脱落，加之患者睡了一夜的觉，排尿、皮肤蒸发及口鼻呼吸等均使不少水分流失，血液黏度于是增高，血液中易形成血栓。

因此，起床后 2～3 小时内是冠心病的危险期，脑血栓、心绞痛、心肌梗死、病窦综合征等多在此时发生。所以，清晨醒来，稍加活动四肢，坐起身子后，及时喝上一杯凉开水，可稀释黏稠的血液，改善脏腑器官血液循环，防止病情发作，同时还有利于胃和肝肾代谢，增加胃肠蠕动，促进体内废物的排出。

知识链接

病窦综合征：为病态窦房结综合征的简称，由窦房结及其邻近组织病变引起窦房结起搏功能和（或）窦房传导障碍，从而产生多种心律失常和临床症状。

❀ 25. 平安过冬有妙招

王师傅的冠心病经过一段时间的精心治疗，日常活动已无不适感觉。这几天恰逢几年不遇的大雪刚过，天气初晴，外面空气十分清新，看着窗外打雪仗的孙子欢乐的神情，王师傅的心情仿佛又回到了童年时代，他禁不住这欢乐气氛的诱惑，悄悄地出门想走近一些，以便与孙子共享这美妙的时光，但随着几口冷空气的吸入，王师傅顿感胸闷憋气、呼吸困难，幸亏家人及时赶到，经过急救处理王师傅才转危为安。这一有惊无险的事件，使王师傅明白了冠心病患者防寒保暖的重要性。一般寒冷的天气或冬春季节，冠心病心绞痛和心肌梗死的发病率就会增加。秋末冬初和早春，我国多数地区的大气压、风速、温差都处于极不平衡状态，而变化多端的气候，特别是天冷时迎风疾走，更易导致心绞痛或急性心肌梗死。再则寒冷的季节里，常易发生感冒和支气管炎，这一切都对患有冠心病的患者十分不利，常是诱发心绞痛和心肌梗死发作的主要诱因。因此，冠心病患者在冬春季节里应注意以下几个问题：

（1）除坚持服用冠心病的常用药物外，还要备好保健盒、氧气等急救物品。

（2）如频繁发生心绞痛，要及时卧床休息，并及时到医院检查、治疗。

（3）坚持参加力所能及的体育锻炼，如户外散步、太极拳、气功等。但遇有骤冷、暴雪、大风等天气变化时，要留在室内活动，根据气温变化，及时更换衣服被褥、注意保暖。

（4）提倡用温水擦澡，以提高皮肤的抗寒能力，同时要积极防治感冒、气管炎等上呼吸道感染。

26. 心脏保健齿为先

一口健康洁白的牙齿人人都想要，"美眉们"想要它因为它美观、抢眼，老爷爷、老奶奶想要它因为它健康，可以随意吃想吃的东西，不用担心啃骨头、嚼牛肉干时牙齿掉下来。其实，对于冠心病患者来说，健康的牙齿具有更为重要的意义。

首先，牙痛可以诱发冠心病。人们常说"牙痛不是病，疼起来真要命"，大家可能都有或多或少的体会。剧烈的牙痛常常成为心肌梗死的罪魁祸首。

其次，牙齿生病后我们就会面临拔牙问题。拔牙时，我们会感到高度紧张、焦虑还有剧烈的疼痛会诱发心绞痛甚至心肌梗死的发作。

所以，有牙病的冠心病患者应注意拔牙禁忌证：①心肌梗死面积较大；②心功能较差；③有重大并发症；④近期有不稳定的心绞痛发作。

如无上述禁忌证，则可进行拔牙手术。但是，请在确保做好麻醉和预防感染的前提下有专业人员为您进行手术。同时备好硝酸甘油等抢救药物。当然，能请心脏专科医师在旁监护那就更放心啦！

医学生理学家还发现，咀嚼活动有调节心脑血流量的作用。因此保护好牙齿有利于预防心脑血管疾病。

另外，还有临床调查发现，冠心病患者几乎都有牙周炎。国内外的医学研究证实，在发炎的牙周组织中，存在大量的革兰阴性杆菌和梭形螺旋体，这两种微生物可产生毒素，并随牙周血管进入血液，在血管中形成小血栓，如果心脏的冠状动脉有硬化和狭窄，小血栓就会填塞血管，从而引起心绞痛和心肌梗死。因此，冠心病患者要注意牙齿保健，早上起床、晚上睡前用温度适中的淡盐水刷牙可以有效抑制口腔细菌，避免炎症发生。

27. 常备氧气少忧患

"幸好家里面有氧气袋等急救物品，不然后果真的不堪设想！"说起当时的一幕，××老人的家属仍心有余悸。据其家人介绍，老人已经年近80岁，身患心脏病多年。家里人为了应对老人随时可能突发的疾病，专门为他准备了氧气袋，并学会了一些基本的急救常识。昨天凌晨3点左右，老人上完厕所回到卧室后，突然心脏病发作，倒地昏迷不醒。

家人闻声起来，一边拨打 120，一边拿出氧气袋给老人吸上氧，并实施心肺复苏术。几分钟后，老人渐渐恢复了自主呼吸和心搏。随后，120 急救车赶来，将老人送往医院，老人终于脱离危险，转危为安。

28. 外出旅游小贴士

　　冠心病既已产生，由于冠心病的急性加重有突然性，因此医师在为患者临诊时多告诫患者相关的注意事项，许多患者及家属为了防止病情的反复，只注意静养，岂不知长期的在家静养，会导致患者情绪的低落，这不利于患者病情的恢复。冠心病患者在条件允许的情况下，时常外出走走，会调节其情绪，鼓起生活的勇气，增强其战胜疾病的信心。为了保证外出旅游的安全，冠心病患者外出旅游时，要注意以下几点：

　　（1）旅游只限于心功能较好的患者：心功能Ⅱ级者，不可远游，尤其避免爬山、游泳等剧烈活动。心功能Ⅲ级者，只能在室内或住地周围的风景区进行活动。心肌梗死后康复期患者，3 个月内不能做长途旅游。

　　（2）旅游前应到医院做一次全面检查：根据医师意见，确定自己的旅游线路和活动范围。旅游时要有人陪同并带有病情摘要、近期心电图和一般急救药，如硝酸甘油片、速效救心丸、异搏定、安定和地高辛等药。

　　（3）避免过度疲劳，每日活动时间不超过 6 小时，睡眠休息时间不少于 10 小时。时间和日程安排宜松不宜紧，路途宜短不宜长，活动强度宜小不宜大。

　　（4）带必要的日常应急药品和有病及时就医。外出时胃肠炎和晕船、晕车是常易发生的，如不及时治疗，极易诱发心脏病反复。因此，要随身带上乘晕宁、安定、黄连素等药。一旦发病，应及早就医，切勿拖延，千万不可带病继续旅游，以免发生意外。

（5）选择好的旅游季节，医学工作者通过观察认为，春季旅游对神经系统、运动系统、内分泌系统尤其是心血管系统，有良好的影响，可以改善新陈代谢的生理变化过程。

（6）选择舒适的交通工具。长途旅行劳累，交通工具应选择火车卧铺及飞机。一般来说，乘飞机旅行，对无心绞痛发作的冠心病患者，日常活动无明显不适者，不失为最好的选择。因乘飞机可大大缩短旅行时间、减少旅途疲劳；加之现代科技的发展，飞机上的条件也越来越好，飞机舱里的空气并不缺氧，对冠心病患者的旅行是没有损害的。但值得一提的是，因为飞机起飞与降落时的"离心"感觉，有时会诱发心脏病急性发作，而空中旅行时的治疗与急救条件有限，因此心脏病患者乘飞机前，最好征得医师同意，且乘机随身携带保健盒，以防万一。

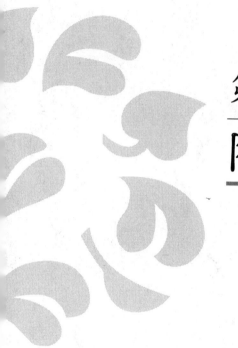

第五章

防病篇

1. 冠心病是可以预防的

在我国，随着人们生活水平的提高和生活方式的逐渐变化，冠心病的发病率正以惊人的速度上升，目前已成为引起人群致死和致残的第一位病因。因此人们畏惧冠心病，甚至谈"冠"色变。其实冠心病并不可怕，冠状动脉粥样硬化是冠心病的最基本病理基础，它并不是突然几天之内就能形成的。它是在一定的危险因素下形成的。这些危险因素包括高血压、高血脂、糖尿病、吸烟、遗传、体力活动减少等因素。预防冠心病重点是要控制这些危险因素。美国在 1968 ～ 1987 年采取多种预防措施进行干预并统计，结果表明心血管病的死亡率下降 25%，这说明冠心病是可以预防的。

自古中医就有"上工治病，不治已病治未病"的观点，这一理念在冠心病的预防方面显得尤为重要。随着医疗技术的发展，在预防冠心病方面已经积累大量的经验，并形成了三级预防模式。一级预防是通过公共卫生宣教和具体指导措施控制冠心病的各种危险因素，提高人群的健康水平和自我保健意识，主要是针对易发冠心病的人群进行预防，目的是预防动脉粥样硬化的发生，是根本性预防，也是最重要的预防；二级预防是对已确诊的冠心病患者进行积极干预治疗防止心绞痛、心梗、心源性猝死的发生；三级预防是在一、二级预防的基础上针对已发生心梗的冠心病患者，目的在于防止再梗死和并发症的发生。

提起冠心病大家都会不约而同想到白发苍苍的老年人，很少有人将它和青少年联系起来，其实不然。大量尸检病理表明动脉粥样硬化的病程早在青少年时期就已萌芽，另外，一项研究发现，6～14岁肥胖儿童血脂水平明显升高、低密度脂蛋白胆固醇水平平均值是正常体重儿童的1.6倍，这预示着肥胖儿童长大成人后得冠心病的几率明显高于正常儿童。这一结论也许会使您非常吃惊，但是不必惊慌。家族中直系亲属过早患有心梗或猝死，或有高血压、糖尿病家族史，儿童期是小胖墩的孩子，是冠心病的高危人群，应该注意日常生活中的点滴，预防冠心病。

2. 冠心病的危险因素

目前研究证实，冠心病的发生与否取决于多种危险因素，而且多数情况下取决于两个或两个以上危险因素的协同作用。多个危险因素相互作用远高于单个危险因素作用的总和。冠心病的主要危险因素有高血压、高血脂、吸烟、体重超标、糖尿病、A型性格和家族史。充分认识和积极控制危险因素的流行和变化趋势，对于降低冠心病的发病率，提高生活质量有着十分重要的意义。

《知识链接》

A型性格：按人的行为方式，即人的言行和情感的表现方式可分为A型性格和B型性格。A型性格的人脾气比较火爆、有闯劲、遇事容易急躁、不善克制、喜欢竞争、好斗、爱显示自己才华、对人常存戒心等。

（1）**高血压**：高血压已被证实是冠心病的危险因素之一。高血压至少使冠心病发生的危险性增加 2～3 倍以上。

（2）**高血脂**：冠心病的死亡率随着血清胆固醇的增高而不断上升，胆固醇水平在 5.2 毫摩尔／升以上更为明显。有效的降脂治疗可以防止动脉粥样硬化病变的发生及发展，意义重大。有专家认为，降脂治疗能明显改善冠心病的自然病程，其意义不低于冠脉搭桥术。

（3）**吸烟**：吸烟不仅是冠心病的独立危险因素，而且与其他危险因素有相加协同作用。停止吸烟可使冠心病或周围血管发病危险降低一半。由于认识到吸烟的危害，在西方国家 20 世纪以来吸烟率大为降低，在美国只有 1/4 人经常吸烟，而在我国，男性人群吸烟率仍高达 60% 以上，戒烟的道路仍然十分漫长。

（4）**糖尿病**：糖尿病不仅是冠心病的独立危险因素，而且是最重要的危险因素。糖尿病可诱发心血管事件已被公认，冠心病合并糖尿病者要警惕无痛性心梗的发生。国内外大量流行病学资料证明，糖尿病患者冠心病的患病率远较非糖尿病患者明显高而且发病早，病变进展迅速，预后差。

（5）**肥胖**：由于社会经济的发展、饮食结构的改变、交通工具的发达，越来越多的人正在加入肥胖的行列。肥胖和缺乏运动都会使心脏负担加重、血压上升还会升高血脂，使动脉粥样硬化加重，目前认为中心性肥胖危险性最大。因此，控制体重、降低超重和肥胖是预防冠心病的重要措施之一。

3. 莫教生命随"烟"去

据《流行病学和公众卫生杂志》报道，尽管有的烟民每天仅仅吸用 3～5 克的烟草，有的并不把燃烧产生的烟吸入肺内，但是他们发生心肌梗死和死亡的危险性仍然有所增加。

研究负责人、哥本哈根大学的 Eva Prescott 博士及其同事指出，这一研究击碎了许多烟民的幻想，他们认为吸烟量较少或吸烟时不吸入烟气对他们的健康没有危害。

女性似乎对这种吸烟习惯的不良影响特别敏感。研究者认为这是因为女性较男性更易于罹患呼吸系统疾病，而且吸烟改变了雌激素对心脏的保护作用。

这项研究包括 1976 年从哥本哈根普通人群中抽样的 6505 例女性和 5644 例男性。在登记注册时，对受试者调查现在和以往的吸烟习惯，然后对他们随访至 1998 年来确定初次心肌梗死的发生和各种原因引起的死亡率。

研究者指出，每天吸掉 3～5 克烟草的女性发生心肌梗死的可能性较从未吸烟的女性增加两倍以上。另外，在研究过程中这类女性较从未吸烟者的死亡可能性增加 86%。在男性中，与不吸烟者相比，每天吸掉

6～9克烟草者相应危险性增加的幅度相似。

在不吸入烟气的女性烟民中，心肌梗死和各种原因所致死亡危险性也有所增加。而在男性中，仅有各种原因所致的死亡率较不吸烟者明显增加。

多变量分析显示，烟草产品的种类明显影响到了死亡危险性。具体说来，吸香烟烟民较吸其他烟草产品的烟民更易于在研究期间死亡。

解放军某部队门诊部与北京大学人民医院心内科的研究人员，对1999年1月至2001年12月所做1302例患者的冠状动脉造影结果及15项危险因素调查结果进行了统计分析，其中782例有冠心病，520例无冠心病。

研究发现，冠心病病变组和无病变组之间差异显著，病变组的吸烟量、吸烟年限，高血压和糖尿病病程，胆固醇、三酰甘油及低密度脂蛋白指标，均明显高于无病变组，而高密度脂蛋白低于无病变组。最终统计分析结果显示，吸烟量及吸烟年限与冠状动脉狭窄程度、病变范围密切相关。

吸烟为什么会引起冠心病？此前曾有多项研究认为：烟草雾中的一氧化碳、尼古丁等可使组织及心肌缺氧，诱发冠脉痉挛、血液黏度增高，干扰脂代谢，促进胆固醇类物质沉着；长期吸烟可降低冠脉血管扩张功能，增加血小板聚集性，从而导致并加重冠脉粥样斑块的形成；吸烟改变了血脂的构成，使高密度脂蛋白减少，低密度脂蛋白增加，血清抗氧化作用减低，促进了动脉硬化、冠心病的发生、发展。

一项有关男士在家中吸烟令伴侣增加患冠心病的风险的研究结果显示，如果女士长期在家里吸入二手烟，患冠心病的风险比其他人多1.6

倍，而丈夫在家中吸烟时间越多，伴侣患冠心病的机会也越高。如果丈夫每天在家里吸烟超过一包，伴侣罹患冠心病的风险提高 3.9 倍，而丈夫持续在家里吸烟超过 10 年，伴侣患上冠心病的风险则增加 3.6 倍。负责研究的专家表示，一般人在家居吸入二手烟的危害，比在街上吸到的更大，家居比较密闭、空气不流通，一旦有人吸烟，家里就变成吸烟房，家人直接吸入二手烟的机会更高。香烟烟雾中的一氧化碳会减低血液含氧量，血液在缺氧下会加重心脏负荷，而且一氧化碳会影响血液凝固，令血管硬化，从而增加患冠心病机会。专家建议烟民避免在家中吸烟，如果一定要吸，应打开窗户保持空气流通，或者在有抽风机的厨房或厕所吸。

研究还发现，被动吸烟会影响动脉壁健康，从而增加冠心病发作的风险。受损的动脉至少要在停止被动吸烟两年后才会部分复原。

为了测试被动吸烟伤害是否具有可逆性，澳大利亚科研人员对 60 名年龄在 15 ～ 39 岁、3 种类型的非吸烟者进行了研究。一组人无论在家还是在工作场所从不被动吸烟；第二组每天至少被动吸烟 1 小时，共持续 2 年，但在接受研究时已停止被动吸烟 1 年以上；第三组人每天至少被动吸烟 1 小时，共持续 2 年以上，目前仍在继续被动吸烟。

科研人员分别给这 3 种受试者注入动脉扩张药物，用超声波检查他们的动脉壁对扩张药物的反应。结果发现，从不被动吸烟的人，动脉功能特别好；第二组受试者的动脉功能尚可；而第三组目前仍处于被动吸烟状态的受试者，动脉已经受到损害，并由此增加冠心病的风险。

冠心病现已成为较常见的心血管疾病，仅美国每年就有 30% 的人因此丧生。为此，除养成良好的生活和饮食习惯外，千万不能忽视被动吸烟所造成的危害。

根据弗明汉心脏病研究，生命持续时间在使用烟草后大量缩短。非吸烟者比吸烟者大约可多活 8 年时间。"假如您是吸烟者，试图戒烟或避开你的孩子面前吸烟。使他们生活在无烟环境里"，国际心脏联合会科学顾问委员会主席、北卡罗来纳州大学教授史密斯说，"吸烟者使自己置身风险之中，但他们也同时危及到身边的人，被动吸烟增加冠心病风险达 25% ~ 30%。呼吸二手烟，甚至是很短时间也能对心血管系统有副作用，增加突发心脏病风险"。

4. 水质硬度需留心

水质硬度与冠心病的发生有关。美国科学家曾对 163 个城市进行调查，发现水质硬度与冠心病的死亡率呈负相关。有人对 6 个硬水地区和 6 个软水地区的居民进行配对研究，发现后者较前者血胆固醇含量、心率和血压均显著增加。这种现象不仅见于美国和英国，而且也见于瑞典、加拿大和荷兰。在日本几乎所有的水都是软水，而这个国家脑血管意外是死亡的首要原因，大多数是由于出血。这被认为与软水的酸性较高有关，因它可腐蚀水管，从而释放出有毒元素镉。

但也有人认为这可能与在不同水质中，有益元素镁、钙、铬、锰和钼的含量不同有关。硬水地区人们摄入大量的这类元素，而软水地区则显著减少。

不管怎么说，硬水，尤其是含有多种有益微量元素的矿泉水，对预防心血管疾病，包括冠心病的发生是有好处的。

5. 做好防范莫淋雨

下雨时的天气会发生很大变化，气压突然降低，这时人的心搏会加快，心肌容易缺氧，如果突然遭受雨淋后，体内体外温度形成鲜明反差，心脏经受不起如此"环境"影响，易诱发冠心病。尤其是老年人，由于免疫抵抗力相对比较差，体内应急反应缓慢，遭雨淋后诱发冠心病的几率是年轻人的3倍。

值得一提的是，很多冠心病患者平时没有任何症状，也不知道自己已经患病，这为早期发现、早期治疗带来了困难，也是冠心病死亡率居高不下的一个原因。

因此，中老年人除了应该从日常生活中的饮食、节奏、运动等方面来预防冠心病外，在夏季降雨量相对集中的时候，要注意气象预报，尽量避免突然遭受雨淋，保护好自己的心脏。

6. 谨防"过劳死"

人经常加班、熬夜、休息不好、同时因为家庭或事业原因、身体没有得到及时调理，时间长了就会导致焦虑、失眠、记忆力减退、精神抑郁，甚至引发抑郁症和精神分裂症。如果这种疲劳持续6个月或更长时间，身体就可能会头晕、疲倦、咽喉肿痛、记忆力下降、免疫力衰退等症状。而且，非常严重的长期性疲劳很可能就是引发其他病症的重要原因。人们常说的"过劳死"实际是长期过度的劳累，引发人体心力衰竭、肺衰竭、肾衰竭、心肌梗死、脑出血等病症造成的猝死。这种猝死的死因主要是因为过度疲劳者身体虽已有感觉不适，但因多种原因、没有及时休息和调理，以至酿成严重后果。有健康才有将来，若疲劳者及时对自身身体进行调理，猝死事情也不会发生。

7. 长夜漫漫"熬"不得

专家认为，主要原因是夜间工作者身体的 24 小时正常生物节律被打破，易导致体内各脏器功能失调，睡眠欠佳、影响身体恢复和休整；饮食改变，吸烟增加，体育活动减少；社交活动减少，易导致精神压力增加等。上述诸因素均可能增加冠心病发病危险。

丹麦国家职业健康研究院的专家在全国开展了一项大规模调查，结果表明，夜间工作者易患冠心病。专家们以 1 293 888 名 20 ～ 59 岁的男性作为调查对象，分白天、夜间两组进行为期 1 年的随访调查。结果表明，夜间工作组因冠心病入院治疗者比白天工作组多 1.15 倍。

8. 劳逸结合贵有度

娱乐是我们生活不可或缺的一部分，工作之余我们会打打牌、看看电视、上上网，来放松自己的身心。对冠心病患者来说，并不是所有的娱乐都是适合的。例如看电视不能看惊险、刺激的电视节目。

有调查表明，老年人在观看生活娱乐片时，心电图无异常改变，而在观看惊险片时则心率加快，76% 诱发心电图异常改变，原有冠心病者更容易发生心电图异常。这个结果明确的警示我们冠心病患者应有选择地观看电视节目。应尽量选择轻松愉快的节目，像老年人喜欢看的京剧、相声小品和轻喜剧等节目都是比较理想的选择。要避免观看惊险恐惧的节目和竞争激烈的体育节目。情绪的大起大落很容易造成冠心病患者意外的发生。尤其是病情不稳定，近期有胸闷、胸痛等症状的患者更应注意以上问题。

此外，观看电视节目时的音量和时间也要掌握好。要注意音量不宜过大，看电视时间不宜过长，超过 2 小时就应活动活动身体，可以慢慢站起，缓慢走动一下或闭目养神一会儿。

闲暇时间老伙伴们聚在一起打打牌、搓搓麻将是老年人比较喜欢的娱乐方式之一。但是这种娱乐对冠心病患者来说存在一定的安全隐患。据统计，死丁牌桌上的冠心病患者占这类患者总数的 1.4%。因此，冠心病患者的业余娱乐游戏也要遵循适时、适度的原则。例如，打牌或打麻将这类游戏容易使情绪紧张激动，容易使人兴奋。这对患者往往是十分危险的，过度兴奋会使血压增高，心率加快，心肌耗氧增多而是心脏缺血的症状加重。也有很多患者因输赢过大时情绪激动而诱发心血管意外。

9. 预防冠心病还需移情易性

有句话说得好"性格决定命运"，殊不知，性格也能决定一个人的健康。

你听说过人的性格分 A 型、B 型吗？每个人都有自己的性格和行为方式，有人将其分为 A 型和 B 型。A 型性格的人做事有时间紧迫感，动作节奏快，常常还没干完一件事又急着跑去干另一件事。他们性情急躁，容易激动，这种人往往事业心很强，雄心勃勃，争强好胜，性格外向，做事干练利索，工作时专心致志、精力好，容易成为国家的栋梁之材。但他们常常会为一些芝麻绿豆的小事大发雷霆，虽然有事业心，但对周围的人怀有"敌意"，总感觉人人都要害他。这种性格的人是典型的追名逐利型，他们忽视生活的乐趣，从不会为冉冉升起的太阳和争奇斗艳的花朵停下脚步。与此相反，B 型性格的人做事慢条斯理，不慌不忙，不争强好胜，生活得悠闲自在，有"采菊东篱下，悠然见南山"之境界。

如果您是 A 型性格的人请注意啦，1970 年美国美国学者罗森曼指导的冠心病研究协作组对未得冠心病的 3154 名男子进行 8 年的随访观察，发现 A 型性格的人比 B 型性格的人的冠心病多 1 倍！

为什么 A 型性格的人易于得冠心病呢？

A 型性格的人精神压力大，经常处于紧张状态，处于这种状态时交感神经兴奋，交感神经兴奋会引起血压升高、心搏增快、血液黏滞性增高，也可引起脂质代谢紊乱，血脂升高。这些因素都容易导致冠心病的发生。所以建议 A 型性格的人要劳逸结合，注意享受美好的生活，遇事心气平和，生活是丰富多彩的，不仅仅是硝烟滚滚的竞争。建议 A 型性格的人可以按照自己的兴趣和客观条件，注意安排一些力所能及的体力活动及闲情逸致类活动，以修身养性及分散对病情的注意力。如琴棋书画、种花养鱼、钓鱼散步。比方说可以在家中养上几盆花，闲来浇浇水、施施肥，看着花儿静静地长大，变得赏心悦目时，心情也会随之愉悦起来。周末不妨穿上久违的旅游鞋出去爬爬山，树木花草的芬芳会让你忘记烦忧，山顶的风光也会让您的心境跟着开阔起来。

10. 心如止水好养生

对于患有冠心病的中、老年人来讲，生活中的过度忧虑、激动、发怒等情绪常为急性心肌梗死发生的诱因。因为过度激动可使交感神经处于高度兴奋状态，体内儿茶酚胺分泌增多，从而导致心率加快、血压升高、心肌耗氧量增大或引起冠状动脉痉挛，进而诱发心绞痛或急性心肌梗死。那么，如何减少生活中的情绪波动呢？

（1）日常生活中要特别讲究精神卫生，保持情绪稳定。观看各种激烈比赛或激动人心的电视节目时要学会控制自己的情绪。

（2）遇到某些不顺心的事，要能想得开。如果烦恼来自人际关系或名利二字，则下列名言不失为一剂治疗冠心病的良药：人我之际要看得平，平则不嫉；功名之际要看得淡，淡则不求；生死之际要看得破，破则不惧。人能不嫉不求不惧，则无往而非乐境而生意盎然矣。

（3）家庭成员、亲戚朋友、街坊邻居之间和睦相处，不计较小事，非原则的事采取让步态度，想不开的事可与有关人讨论。实在控制不住自己的情绪时，可暂时离开现场，到外面散散步，或到安静的地方去松弛一下自己的情绪。具体做法是：静坐舒适位置，闭目，然后放松周身肌肉，从脚上肌肉开始向上逐渐达到面部肌肉。此时用鼻孔呼吸，自然舒缓。为不受外界任何情绪干扰或因想别的事分心，在呼气时，可默念数字"1"如此反复。集中注意呼吸持续20分钟左右。

（4）平时培养一些对音乐、书画的兴趣及养花种草、钓鱼、喂鸟等爱好，这对锻炼耐心，集中思绪，稳定情绪，陶冶情操都是大有益处的。

11．"乐极生悲"须警醒

　　笑是非常有益的活动，"笑一笑，十年少"的说法是有道理的。按照美国斯坦福大学医学精神病专家威廉·弗赖伊博士的说法，没有笑，人们就容易患病，并且容易患重病。因为一次普通的笑能使人体的胸、腹、心肺乃至肝脏得到有益的锻炼。笑可以引起身体内部的活动、促进内分泌系统的分泌，有益于减轻疾病，笑能解除烦恼和抑郁，因此笑的好处的确不少。但是大笑、狂笑则不利于健康，尤其对有冠心病的患者。因为大笑可加速血液循环，使脉搏加快，呼吸次数增加，血压增高，心脏耗氧量增加，使冠心病患者易诱发心绞痛，甚至可出现心肌梗死。对某些有脑血管疾病的患者，还可突然发生脑栓塞、脑出血，甚至出现"猝死"。在现代各种激烈比赛运动场上，或在激动人心的电视屏幕前，由于过度兴奋大笑不止而致命的屡有所闻。因此笑要笑得适度，尤其是对患有冠心病的老年人，主张常笑但不可大笑。

　　美国科学家的两项最新研究结果显示，笑能使人精神愉悦，同时还对心脏大有好处；相反，心情沮丧则不利于身体健康，甚至会增加早死的危险。

　　据报道，其中一项研究的负责人、美国马里兰大学的迈克尔·米勒表示，笑给心血管带来的好处就像锻炼可以给心血管带来好处一样，因为笑可以促使血液流通。而北卡罗来纳大学的另一项研究则表明，心情沮丧或缺少笑容却常常与诸如抽烟、吸毒等不健康的生活习惯联系在一起，同时还能将死亡的危险增加44%。

　　在调查过程中，米勒选择了20部让人发笑的喜剧片或是会使人紧张不安的悲剧片，并让 20 名平均年龄为 33 岁的，不吸烟、身体健康的志愿者观看这些影片。当志愿者观看影片时，研究人员检测他们血管内发生的变化。研究显示，观看悲剧片时，20 名志愿者中有 14 人胳膊上的动脉血流量减少；相反，在观看喜剧影片时，20 人中有 19 人的血流量增加。研究人员得到的结论是，在笑的时候，血流量会平均增加 22％；而当人们有了精神压力时，血流量则会减少 35％。

对此，米勒表示，笑和做有氧运动时差不多，但笑可以使我们远离由运动带来的伤痛和肌肉紧张等不良影响。但是，他同时也表示，笑也不可能取代体育锻炼，两者应该有规律地同时进行。他说："我们建议人们一周进行 3 次体育锻炼，每次 30 分钟；另外，每天要笑 15 分钟，这样会对人们的身体健康有好处。"

12. 不容忽视的"高血压"

高血压作为冠心病的诱发因素之一已得到医学的认可，高血压是心肌缺血和心肌梗死的主要危险因素。据研究，高血压患者的无痛性心肌梗死患病率显著提高，也较容易发生无痛性心肌缺血和猝死。

世界卫生组织列为首选的降压药有 5 大类。①利尿降压药；② β_1 受体阻滞剂；③钙离子拮抗剂；④血管紧张素转换酶抑制剂（包括血管紧张素 II 受体拮抗剂）；⑤ α_1 受体阻滞剂。这些降压药都有肯定的主作用，但都不能根治高血压。降压疗效也大致相仿。只是降压机制不同，不良反应不同，以及降压作用之外的其他作用不同。各药都有一些优点和缺点。

（1）**利尿降压药**：这类降压药品种很多。我国常用的是氢氯噻嗪。我国应用广泛的小复方制剂中都有它。缺点是不良反应多。例如可引起血糖升高，血胆固醇和三酰甘油升高，血尿酸升高和血清钾降低等，还可以使胰岛素敏感性下降。目前趋向用小剂量，每天剂量不要超过25毫克。吲哒帕胺是另一品种，它是长效的，每天早餐后服用一次即可，降压作用可维持24小时。不良反应较氢氯噻嗪少且较轻。对血胆固醇和三酰甘油没有不良影响。伴有血脂异常者可服用。

（2）**β_1 受体阻滞剂**：这类药品种也很多。目前应用的有阿替洛尔、美托洛尔和比索洛尔等，都是长效药，可每天服用一次。它同时能治疗冠心病。不良反应主要是使心率减慢。有支气管哮喘或慢性阻塞性肺部疾病时不能用。老年人有"老慢支"较多，心率较慢或有心脏传导阻滞等疾病，往往不能应用。需要应用时应加注意，应用前必须做心电图。

（3）**钙离子拮抗剂**：这类药应用广泛，因为它对代谢和电解质没有不良影响。我国高血压患者应用疗效较好。第一代的品种有三大类。第一类是维拉帕米，通常称"异搏定"。它能使心率减慢，产生心肌传导阻滞，抑制心肌收缩。所以较少用于高血压病。但它可治疗室上性心律失常。第二类是地尔硫䓬，也使心率减慢，抑制心脏收缩素，但程度较维拉帕米为轻。对心绞痛疗效较好。第三类是双氢吡啶类，一般人称它们为"地平类"。因为这类药的药名结尾都是"地平"。最早应用的品种是硝苯地平。现在有不少新的品种，例如民群地平、民卡地平、氨氯地平、拉西地平等。除降压作用外还能治疗心绞痛。应用广泛。目前趋向是用长效品种或长效制剂。每天早餐后服一次，即能控制一天24小时的血压，服用方便，降压平稳，血压波动小，不良反应也少。如氨氯地平就是这种长效品种，伴有心力衰竭者也可应用，不受影响。硝苯地平作用产生快，持续时间短（6～8小时），一天需服3～4次，血压波动大，不良反应较多，鉴于现在已有新的不少长效品种和长效制剂，所以最好不要用它。

（4）血管紧张素转换酶抑制剂：品种多，应用广泛，没有代谢方面的不良反应。有人称它为"普利"类，因为药名结尾都是"普利"。例如卡托普利、依那普利、赖诺普利、培朵普利、见那普利、西拉普利和福辛普利等。疗效和不良反应都相仿。大多数作用时间持续较长，可每日服用一次。最主要的不良反应是咳嗽，这种咳嗽的特点是干咳、无痰。如果咳嗽较重，不能耐受，必须停用。停用后咳嗽能逐渐消失。

血管紧张素II受体拮抗剂是新一类的降压药。它拮抗血管紧张素II受体，应用的指征，降压疗效，不良反应和禁忌证都与血管紧张素转换酶抑制剂相仿。唯一不同之处是它没有咳嗽的不良反应。如果必须应用血管紧张素转换酶抑制剂，而应用后有咳嗽，则可用本药。

另外，这类药还能治疗心力衰竭，但妊娠妇女禁用。

（5）α_1受体阻滞剂：它的优点是除降压作用外，还能改善血脂异常，对老年前列腺增生肥大也有治疗作用。但它可引起低血压，尤其在第一次应用时产生，称"首剂反应"。主要品种有哌唑嗪、特拉唑嗪、多克唑嗪和乌拉地尔等。

（6）小复方制剂：如复方降压片、常药降压片、复方罗布麻片和珍菊降压片等，应用广泛。所含药物主要成分是2～3种降压药，以1/3～1/8的常规剂量合在一起，有的还含有维生素和镇静剂，有的还含有中药，从而以中药命名，实际上属于西药降压药。它们的特点是降压作用温和，不良反应少，价格低廉，未见有严重不良反应。缺点是降压作用较弱，对中、重型高血压疗效不理想。同时药片中所含降压药较陈旧。

高血压患者的饮食治疗，是以减少钠盐、减少膳食脂肪并补充适量优质蛋白，注意补充钙和钾，多吃蔬菜和水果、戒烟戒酒、科学饮水为原则。

高血压患者的心理表现是紧张、易怒、情绪不稳，这些又都是使血压升高的诱因。患者可通过改变自己的行为方式，培养对自然环境和社会的良好适应能力，避免情绪激动及过度紧张、焦虑，遇事要冷静、沉着；当有较大的精神压力时应设法释放，向朋友、亲人倾吐或鼓励参加轻松愉快的业余活动，将精神倾注于音乐或寄情于花卉之中，使自己生活在最佳境界中，从而维持稳定的血压。

高血压患者当出现以下情况时需及时就医：服完药血压升高或过低，血压波动大，出现眼花、头晕、恶心呕吐、视物不清、偏瘫、失语、意识障碍、呼吸困难、肢体乏力等即到医院就医。如病情危重，请求救120急救中心。

13. 大便秘结莫轻视

王师傅因心绞痛住院治疗后病情明显改善，自我感觉良好的他正在家人帮助下准备出院回家，当一切办理妥当要离开病房之时，王师傅觉得有排大便的感觉，于是王师傅在家人的等待下急急忙忙去了卫生间，因为有家人在等待，所以王师傅入厕后免不了心情有点急躁，想尽快办完事，以免家人久等，于是用力挣扎，想赶快解决问题，但这一用力却导致了他的心绞痛反复，他不得不继续留院观察治疗，由此可见心绞痛患者应该非常注意这些日常生活的细节问题。

心内科医师在门诊或病房接诊冠心病患者时，都非常注意询问患者的大便情况，并不厌其烦地再三嘱咐患者，要多吃富含纤维素的蔬菜，并配合适量活动及腹部按摩，以保持大便畅通无阻，且在排便时切记不可用力过度。这是因为大便秘结易造成排便时用力过度而诱发心绞痛，特别是对急性心肌梗死患者危害更大。不少患者经治疗后病情基本稳定，但只因大便秘结，用力排便时突然诱发心绞痛，甚至心梗而使病情突然恶化。这样的教训并不鲜见。那么，为什么便秘会引起心绞痛呢？这是因为：大便秘结，则排便不畅，患者必然用力排便，这样就会使腹内压急剧增加，进而患者心率加快，心肌收缩力加强，心脏负荷明显加重，导致心肌耗氧量增加，心肌氧气供需矛盾加剧，极易引起心绞痛发作，甚至心肌梗死。因此，对冠心病患者，在各种药物治疗的同时，必须处理好大便干结的问题，务必保持大便畅通，不仅如此，临厕还要平心静气，避免用力过度，对此决不能掉以轻心。

14. 鼾声如雷原是生命"警钟"

据研究表明睡眠呼吸障碍与心血管疾病关系密切，是心血管疾病的一个独立危险因素，未经治疗的睡眠呼吸障碍有较高的心血管病死亡率，需要引起心血管病医师的足够重视。

睡眠疾病在世界上是一个没有得到充分重视和解决的公众卫生问

题，睡眠呼吸障碍包括习惯性打鼾、上气道阻力综合征和睡眠呼吸暂停综合征。近 10 余年来，作为边缘学科的睡眠呼吸医学在世界范围内的研究不断深入，发现此类疾病不仅是引发呼吸衰竭等疾病的重要原因，同时也是糖尿病、高血压、心脑血管疾病的重要诱因之一。

睡眠呼吸障碍的基本病理生理变化是缺氧，继而导致多系统器官尤其是心血管系统的功能损害。在发达国家，已有越来越多的心血管病医师介入对睡眠呼吸障碍的研究。而在我国，对此类疾病的研究还主要限于呼吸科、耳鼻喉科、口腔科，其危害性尚未引起心血管病医师的重视。

15.　不可小视的"胆石症"

老张患有胆石症，适逢 66 岁大寿，心情愉快，非要吃"闺女一刀肉"不可，结果犯了病。先是右上腹痛，牵扯到背部，接着就呕吐，把吃的喝的都吐出来还不算，还吐了不少黄绿色的苦水。只能半躺在床上，手捂前胸，想坐起来，又不敢活动，脸色苍白，呼吸短促，脉搏很弱。觉得心里憋闷，一点力气也没有。经过心电图、血清心肌酶学化验证实，他果然是发生了广泛前壁心肌梗死。经过 3 天抢救，老张总算脱离了危险。

这心肌梗死是怎么来的？是否和胆石有关系？是不是吃肉引起的？

大酒大肉进入胃肠，会刺激肝胆系统大量分泌胆汁，帮助消化；而他的胆石偏偏在里面捣乱，不是堵塞胆管让胆汁流不出来，就是刺激胆囊、胆管收缩、痉挛，于是就发生了胆绞痛，进一步发生感染，就出现发热、畏寒、黄疸了，这是一般胆囊炎发作的规律。经过解痉、利胆、消炎等疗法，疼痛多可缓解。但是胆囊的神经和心脏的神经几乎都传入脊髓胸段的第 2～9 节，特别是在 4～5 节，两者的神经互相有交叉联系，胆囊疾患的劣性刺激，通过这些神经联系，会反射性地刺激心脏，引起血管痉挛、心肌缺血，有冠心病的老年人，就可能发生心肌梗死。另外，胆道梗阻和感染时，细菌的内毒素释放到血液中，毒素一方面损害血管内皮细胞和血小板，另一方面可激活凝血系统，造成凝血功能紊乱，血黏度增高，易形成血栓。再加上血流中胆盐的增高可以作用于心肌的传导系统，产生各种心律失常。如果患者再合并有冠心病、高血压、高脂血症、糖尿病、痛风等，就更容易诱发急性心肌梗死。

老年人患心肌梗死还有一个特点，就是临床表现不典型，绞痛不明显，因此容易误诊漏诊。不过只要自己仔细体会，家人认真观察，还是能发现一些异常的蛛丝马迹，比如有胸闷、气短、面色苍白、出冷汗、心慌、恐惧感等。同时医师也要认真询问病史，进行仔细查体并做相关的检查，就可能发现胆石症以外的病理表现，如患者血压下降、脉搏细弱，或有心律失常等，心电图检查、血清酶学检查也可帮助诊断。胆石症诱发心肌梗死病情往往相当严重，江苏省吴县市医院报道了 11 例，有 8 例死亡。

所以，患有胆石症的人，不论有无症状，都应该积极治疗。排石无效者，应及早手术取石。如果发生胆绞痛，要特别注意观察心脏情况，及早就医，以便早诊断，早治疗。

16. 腹泻也可诱发心梗

高血压、严重心律失常、情绪过分激动、超强体力劳动或体育活动、气候突变等，是导致心肌梗死的诱发因素，但腹泻也可诱发心肌梗死，却往往被人们所忽视。

腹泻诱发心肌梗死是因为急性胃肠炎，细菌及病毒性肠炎等引起的腹泻，极易造成体内水分丢失过多，血容量急剧下降，与血管收缩和舒张功能密切相关的阳离子也会大量丢失，致使血液黏滞度增加，血流缓慢；同时，腹泻致病菌产生的毒素进入血液循环，还能促使血管痉挛，改变血管壁的通透性。这些原因都可造成心肌严重持久缺血、心肌血氧缺乏并致坏死，从而发生急性心肌梗死。

临床观察表明，腹泻大多是因饮食不洁，进食不当所致。因此，为了避免腹泻诱发心肌梗死，中老年人特别是患有心血管疾病者，应合理安排日常膳食，注意饮食卫生，防止"病从口入"。

一旦发生腹泻，必须及时治疗，即便是轻度的腹泻，也不可掉以轻心。除在医师指导下服用抗感染、止泻等药物外，还需适量补充水分。在一般情况下，为保持体内水分及盐类代谢正常，每日排尿量应不少于800毫升。

17. 警醒吧，年轻人

一个阳光明媚的早晨，刚上班不久，34岁的李经理被一阵剧烈的胸痛所袭击，当时他大汗淋漓、胸闷、憋气、呼吸困难、手脚冰凉。同事们急忙将他送进了医院的急诊室，经检查，医师诊断他患了心肌梗死，需要马上抢救。李经理昨晚还和一帮同事在喝酒，谁知转眼竟到了医院。

李先生是一家电器公司的经理，常常是忙于应酬，夜间休息晚，一般早上九点多钟起床，通常不吃早饭，然后便匆匆忙忙赶去上班，对着电脑和文件一直干到中午，为图省事中午常是吃盒饭，然后接着继续工作，晚上则疲于应酬客户，回家往往已是深夜，生活极不规律。满以为自己年轻力壮，是属于那种身体倍儿棒的年龄，殊不知不规律的生活方式已让危险悄悄降临了。

大家知道，急性心肌梗死是中老年人较常见的心血管疾病，但此病并非中老年人的"专利"。据报道，40岁以下年轻人中患此病的并不鲜见，最年轻的患者仅18岁，最年轻的冠心病猝死者仅33岁。有调查表明，近年年轻人心脑血管病的发病率明显升高。年轻人急性心肌梗死的表现特点与中老年患者不同，一是在心梗发病前均没有心绞痛的病史，但半数以上患者会有明显的发病诱因，主要为劳累及情绪波动等。二是患者最常见的首发症状是持续性剧烈心前区或胸骨后疼痛，也有少数人疼痛不典型，表现为胸闷、气短。三是大多数患者在发病期间可发生心律失常，但因年轻人心功能代偿好，故年轻人急性心肌梗死的严重并发症，如心功能不全、休克等很少见，病情一般较中老年人轻。

年轻人得老年病主要是由于不良的生活方式所致，要改变这种看似反常的现象，建议首先应该从改变不良的生活习惯做起，尽可能地做到饮食有节，起居有常，注意规律的生活。虽然很多人难以完全做到这一点，但还是应尽量争取，以保持充足的睡眠，防止过劳。其次，要合理搭配饮食，应尽量保证膳食平衡，不要吃太咸、太甜、太油腻的食物，多食富含维生素的食品和植物蛋白。再次，年轻人往往忽略"生命在于运动"这句箴言，久坐式工作、久卧式生活容易导致骨质疏松和其他疾病。目前流行的"请人吃饭不如请人流汗"的观念，不无道理。另外，青年人还要远离烟酒，并要注重心理上的健康。一项对年轻人的调查中，健康的重要性已排在了第一位。世界卫生组织提出21世纪是"健康世纪"，其目标是身体、心理、社交和谐的大健康。年轻人要远离不健康的生活方式其实并不难，关键是愿意不愿意去做。

❀ 18.　打好冠心病猝死阻击战

人生的道路并不平坦，生命的列车有时也会出轨，心源性猝死就是重大的人身事故之一。

猝死即突然死亡。根据世界卫生组织规定，从症状或体征出现后6～24小时死亡者称"猝死"。据国外资料统计，猝死多为冠心病心肌梗死患者，在1小时内猝死的病因中，冠心病占90%；1小时以上猝死者，冠心病占60%。

冠心病患者出现严重的心律失常，如室性心动过速、心室扑动、室颤、心室停搏，是猝死最常见的原因。心肌梗死并发心脏破裂及心脏术后亦可发生猝死。国内外文献表明，青中年冠心病患者相对也较老年人易发生猝死，其原因可能是因为病程短、侧支循环还未形成，或虽形成但不完善的关系。一般男性多于女性，可能与男性冠心病发病率高、发病较早及吸烟多有关。患者在心情特别激动、焦虑、紧张之时，体内有一种叫做儿茶酚胺的物质释放增多，从而增加心肌耗氧量和血液凝固性，并易诱发严重的心律失常而突然死去。

医学家们观察到，因心脏病突然死亡的所谓"心性猝死"，与人体生物钟之间亦存在着十分密切而微妙的关系。心性猝死多发生在后半夜和午后。祖国医学《内经》阴阳学说认为，白天为阳，而下午为阳中之阴；夜晚为阴，而后半夜为阴中之阴。阴盛则阳衰，一般患者（包括心性猝死）的死亡时间大多发生在阴盛时刻，这与当代生物钟的理论分析颇为一致。

因而，有学者认为，凡是有心肌缺血表现的心脏病患者，同时伴有严重的心律失常者，如快速性房颤、多源性、多形性室性早搏、室性心动过速，以及任何原因引起的心脏扩大伴心功能不全者，应加强下午及下半夜的心电监护，密切注意心律失常的变化，并积极治疗，防止猝死的发生。

此外，心脏病患者还应注意以下若干细节。

（1）饮食切忌过饱：饮食过量，消化道负担必然增加，需要更多的血液供给消化道以助消化和吸收，心脏输出的血量增加，其负荷必然加重；同时，营养心肌的冠状动脉常发生收缩，心肌本身供血不足，进一步发生缺血缺氧；吃得过饱、胃体膨胀，横膈上抬，也影响心脏的充分收缩和舒张；饱食还可刺激胃壁，增加迷走神经的兴奋性，使心搏过缓，严重心脏病患者，特别是心功能不全者，甚至还可以发生心搏骤停。

◈知识链接◈

横膈：是向上膨隆的薄的横纹肌，封闭胸廓下口，成为胸腔的底和腹腔的顶。

（2）善于掌握自己情绪：情绪稳定是心脏病患者养心之道。过喜、悲哀、惊恐、忧愁、恼怒等，都是引起心脏病发作的导火线。心脏病患者最好不去观看激烈的场面。如球赛、搏斗等。据报道，在英国伦敦每10场国际球赛中，就有 4 ~ 6 人因过于激动而猝死，这些人多死于心血管病的急性发作，发生心肌梗死或心室纤颤等。

（3）力戒烟酒嗜好：香烟中的尼古丁能刺激肾上腺素的分泌，可使心搏加速，尼古丁又可使小动脉发生收缩，而致血压增高；烟中的一氧化碳与血红蛋白结合，可以减少红细胞携带氧的能力，这样便会增加心脏负担，减少心肌本身氧和营养的供应，给心脏造成损害。

（4）活动不宜过量：心脏病患者的活动要量力而行，选择适当的锻炼方法，如散步、太极拳、按摩等，有利于促进冠状动脉的侧支循环，改善心肌的血液供给。

（5）房事应有节制：次数要减少，劳累或餐后不要马上行房事。在房事过程中若发生胸部不适或呼吸困难，应立即停止，以免发生意外。